身体大发现 我不要生病

为什么会
打喷嚏、放屁？

[日]La Zoo 文 [日]菅原启子 图 史麟萍 译

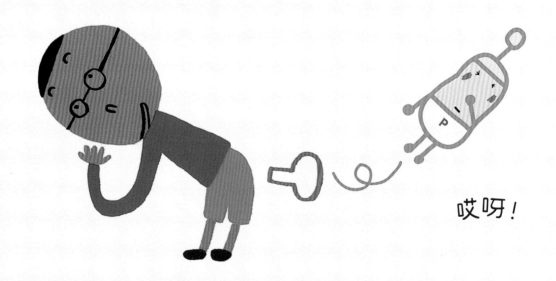

哎呀！

找一找身体发出的声音吧！

乐乐趣

南京大学出版社

呼——呼——
冬天的风呼呼地吹着，真冷啊。

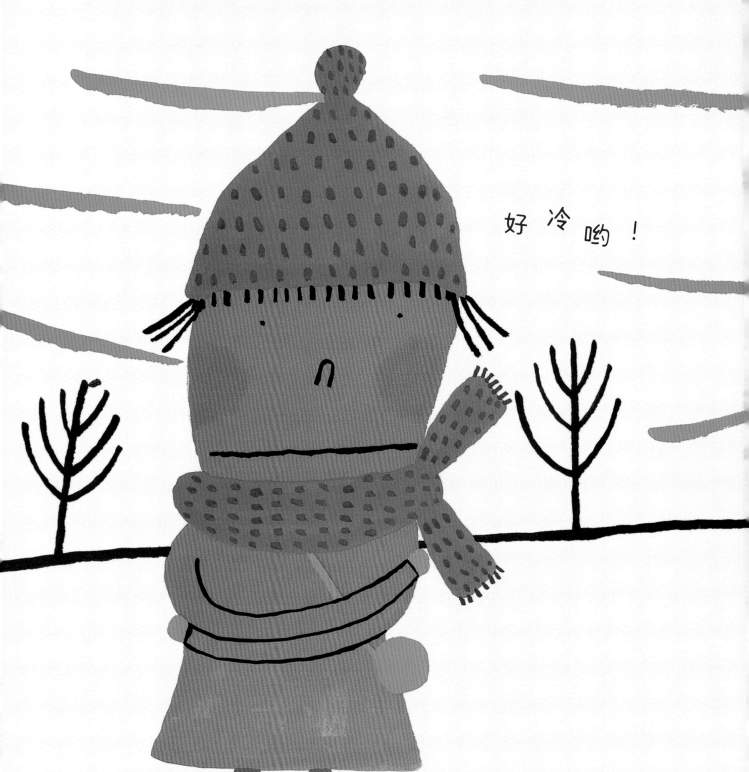

好冷哟！

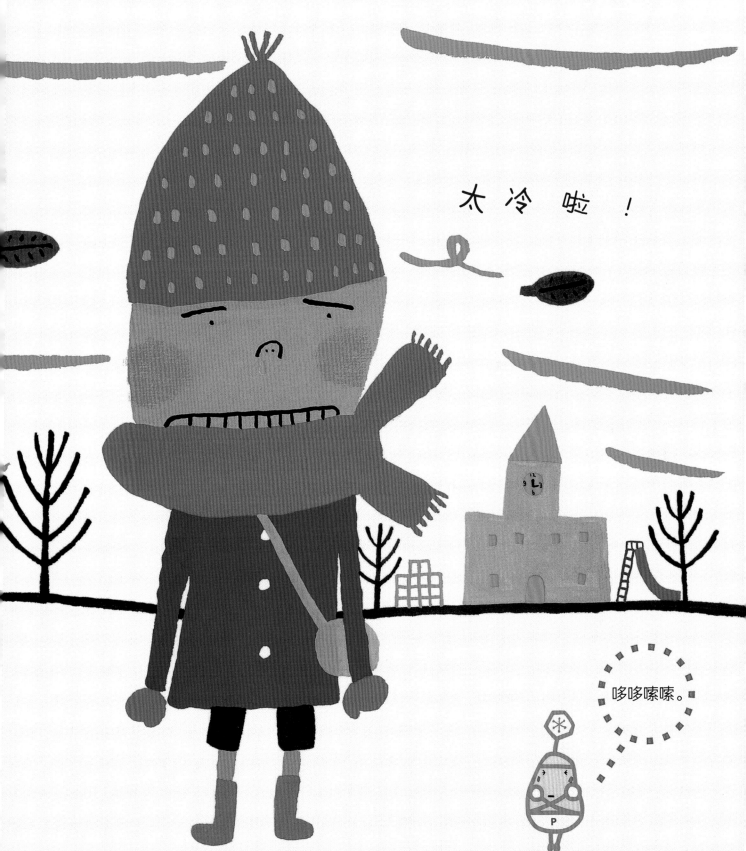

太冷啦！

哆哆嗦嗦。

3

天气变冷，人就容易感冒生病，
身体也会出现各种症状。

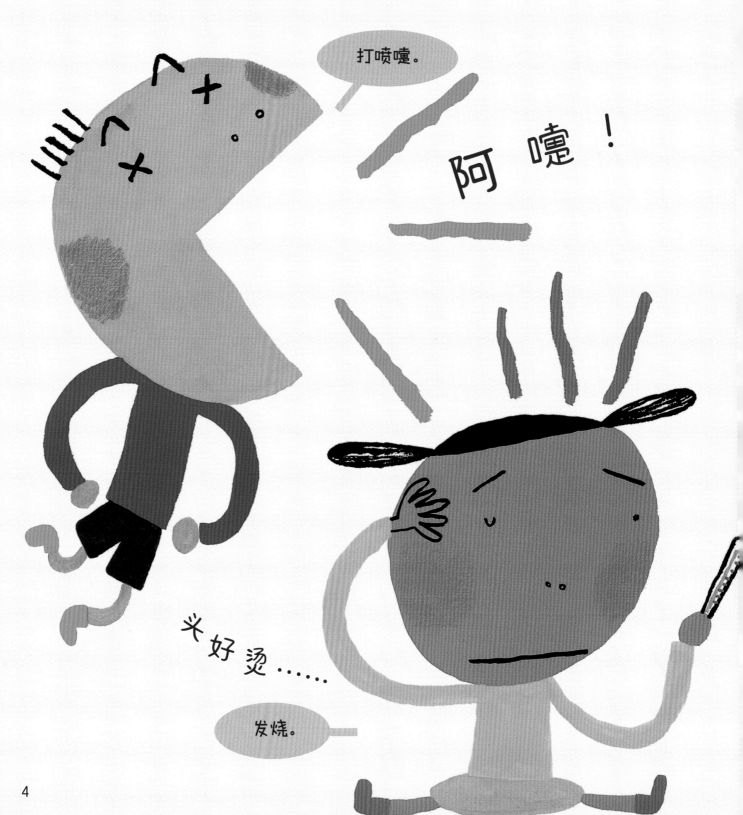

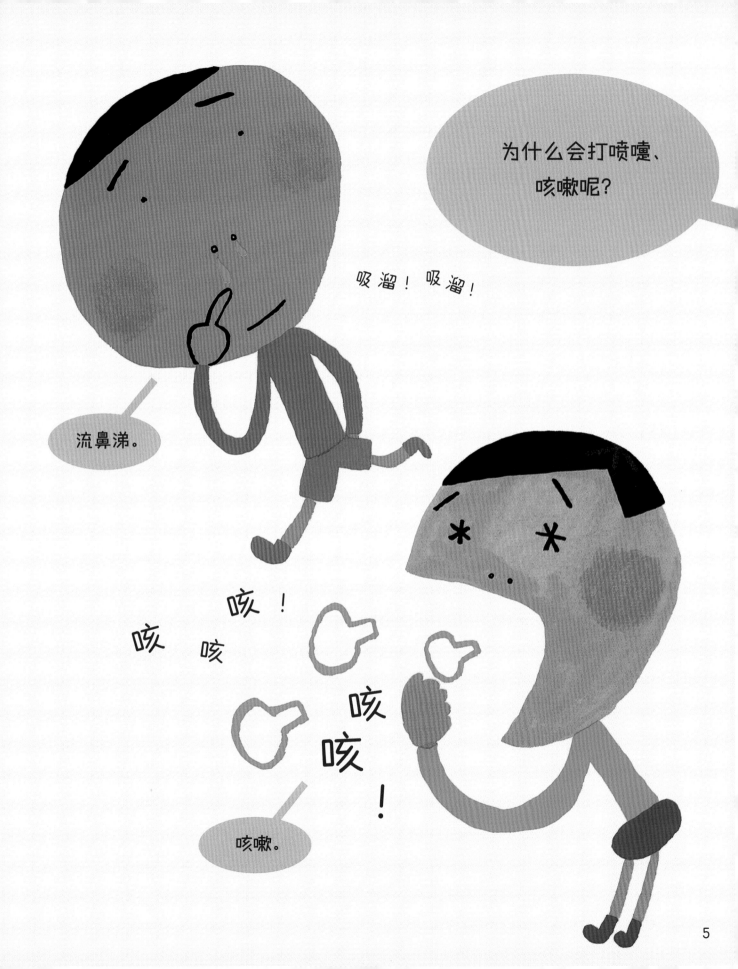

打喷嚏和咳嗽，都是为了把鼻子、嗓子里的病毒、细菌和灰尘喷出来。

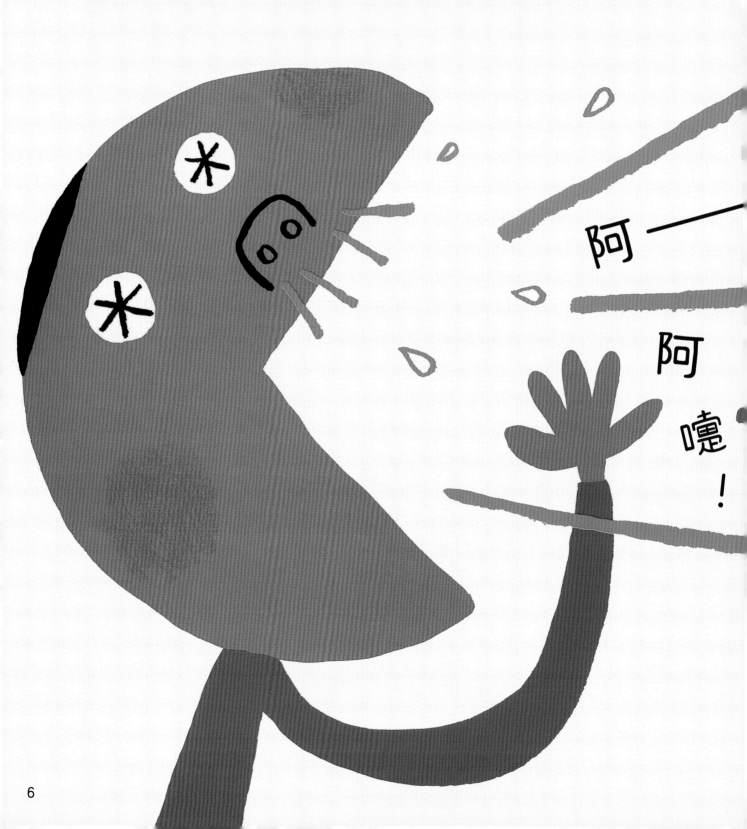

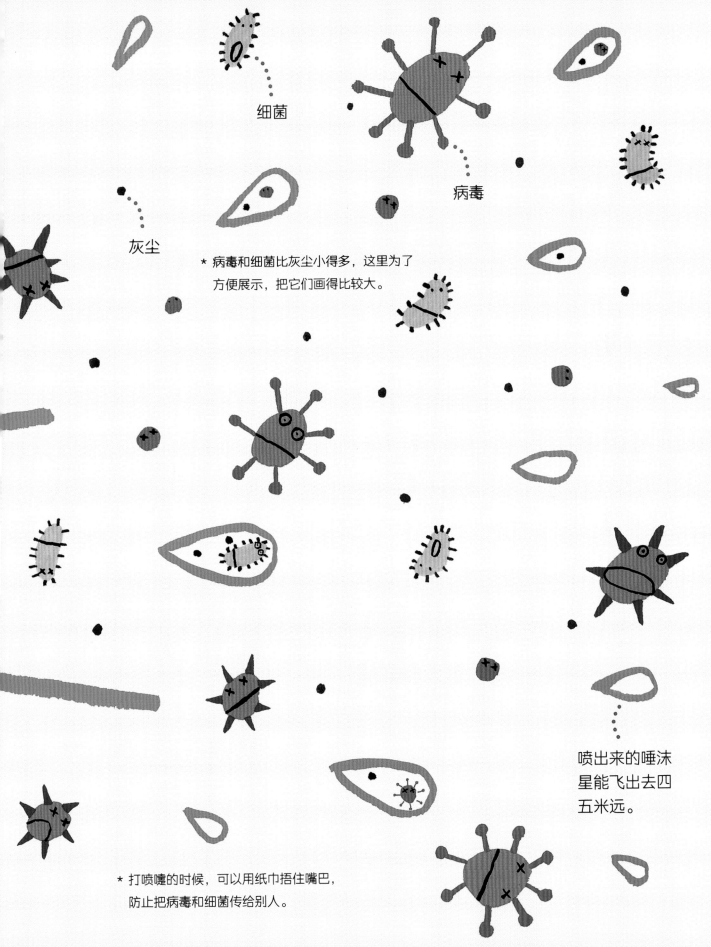

细菌

病毒

灰尘

* 病毒和细菌比灰尘小得多，这里为了
  方便展示，把它们画得比较大。

喷出来的唾沫
星能飞出去四
五米远。

* 打喷嚏的时候，可以用纸巾捂住嘴巴，
  防止把病毒和细菌传给别人。

流鼻涕可以把病毒和细菌从身体里冲走。

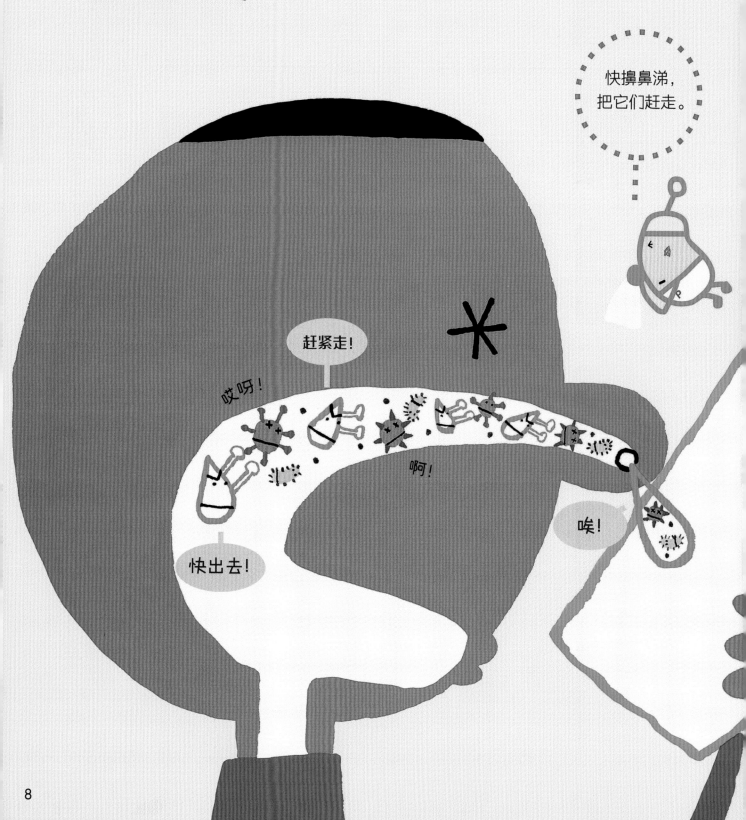

发烧，代表着身体正在和病毒、细菌战斗。

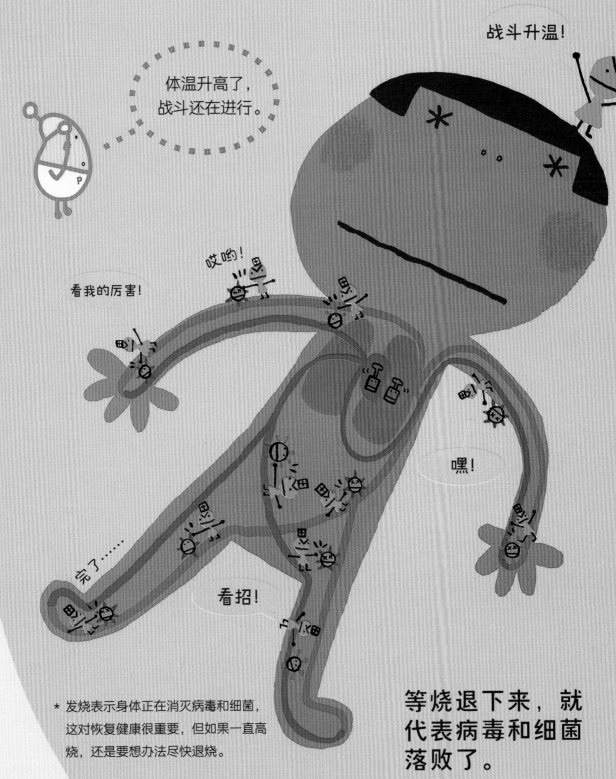

战斗升温！

体温升高了，
战斗还在进行。

哎哟！

看我的厉害！

嘿！

完了……

看招！

* 发烧表示身体正在消灭病毒和细菌，这对恢复健康很重要，但如果一直高烧，还是要想办法尽快退烧。

等烧退下来，就代表病毒和细菌落败了。

生病的时候，身体里的声音听起来不一样。

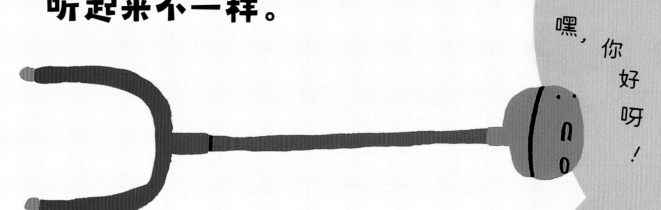

嘿，你好呀！

要用听诊器，才能听到身体里的声音。

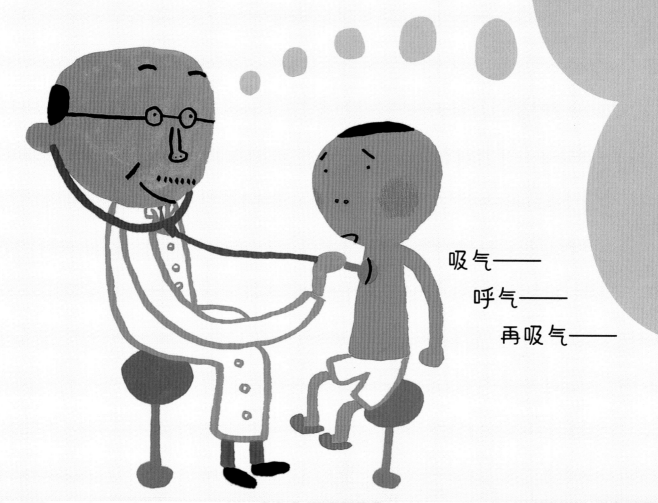

吸气——
呼气——
再吸气——

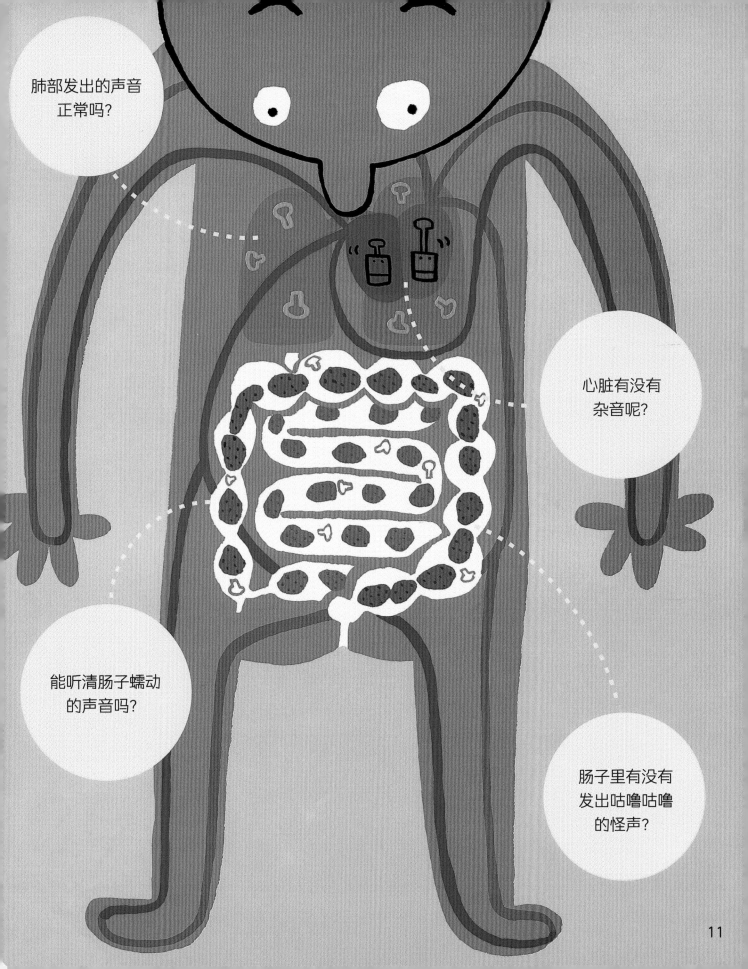

身体还会发出哪些声音呢？
"啊——哈——"没错，就是打哈欠！

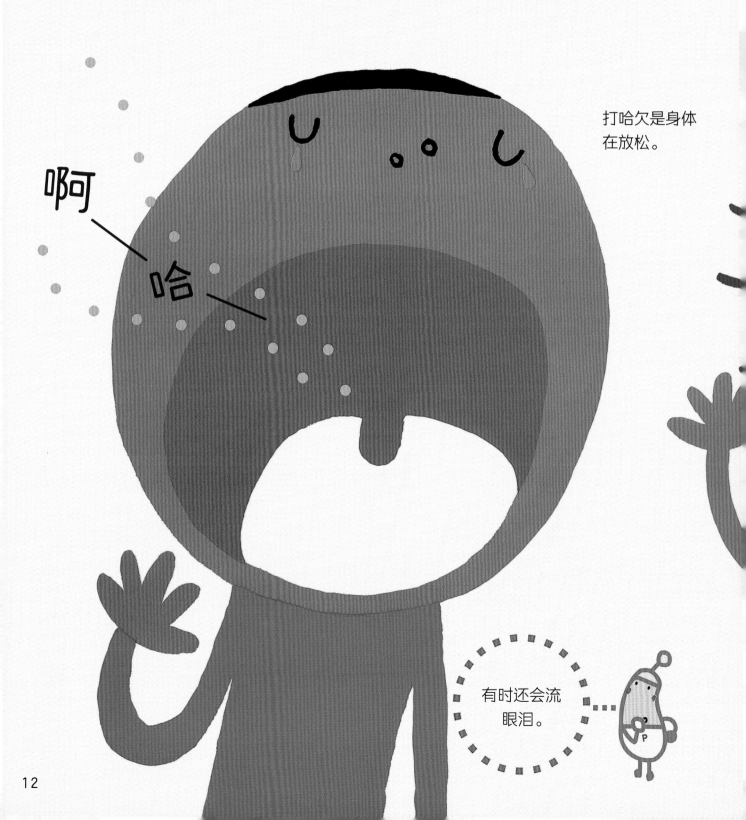

啊

哈

打哈欠是身体在放松。

有时还会流眼泪。

打哈欠是身体在进行空气交换。

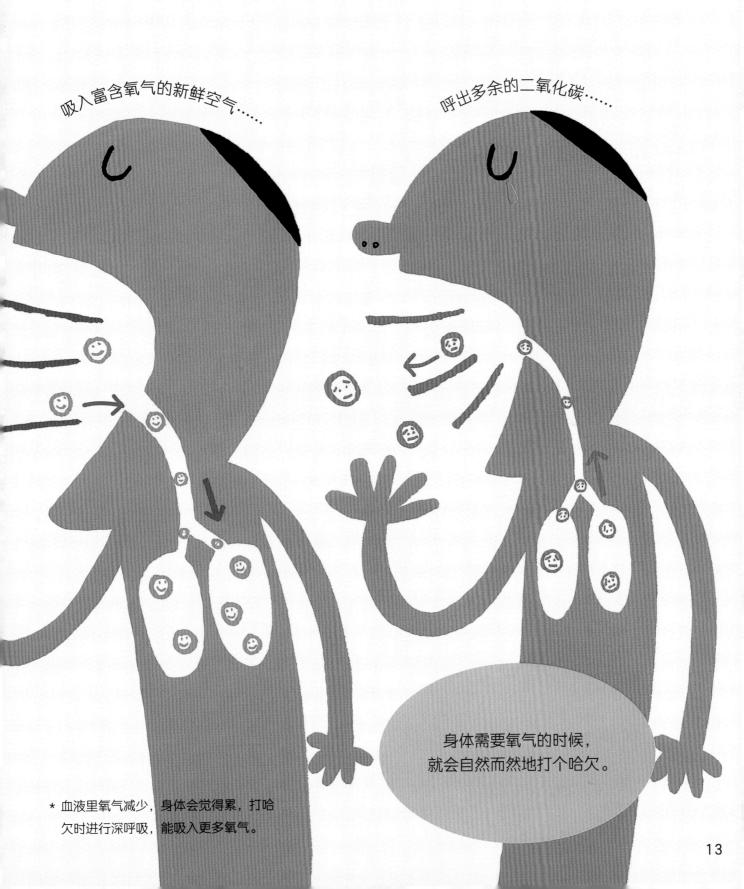

吸入富含氧气的新鲜空气……

呼出多余的二氧化碳……

身体需要氧气的时候，
就会自然而然地打个哈欠。

* 血液里氧气减少，身体会觉得累，打哈
欠时进行深呼吸，能吸入更多氧气。

什么时候会打哈欠？

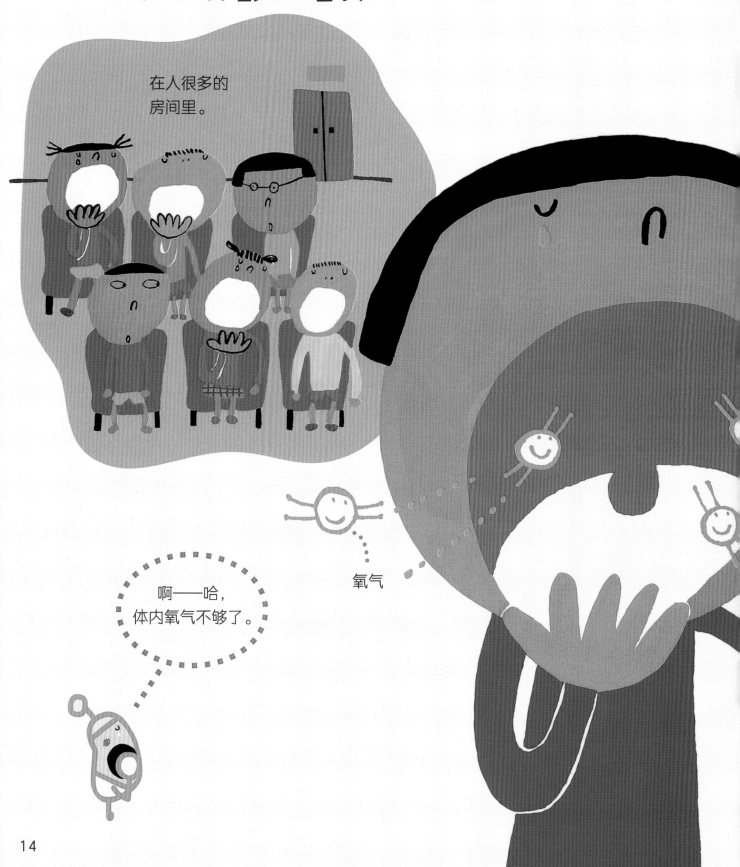

在人很多的房间里。

氧气

啊——哈，体内氧气不够了。

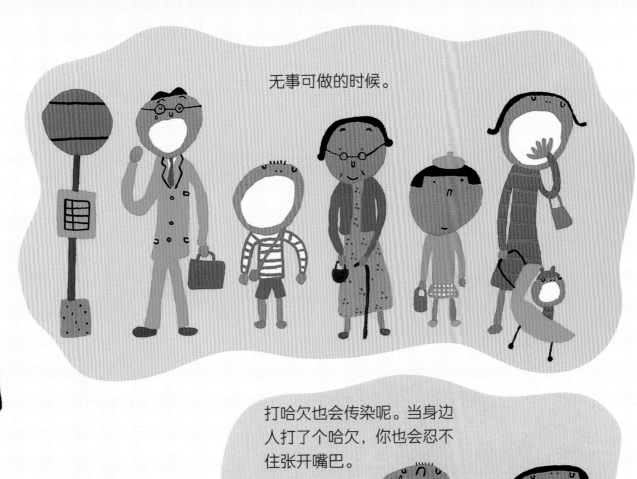

无事可做的时候。

打哈欠也会传染呢。当身边人打了个哈欠，你也会忍不住张开嘴巴。

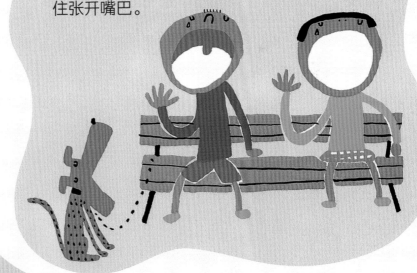

非常放松、非常安心的时候。

啊——哈——
给身体补充点儿氧气吧。

"嗝！嗝！"这是打嗝的声音。

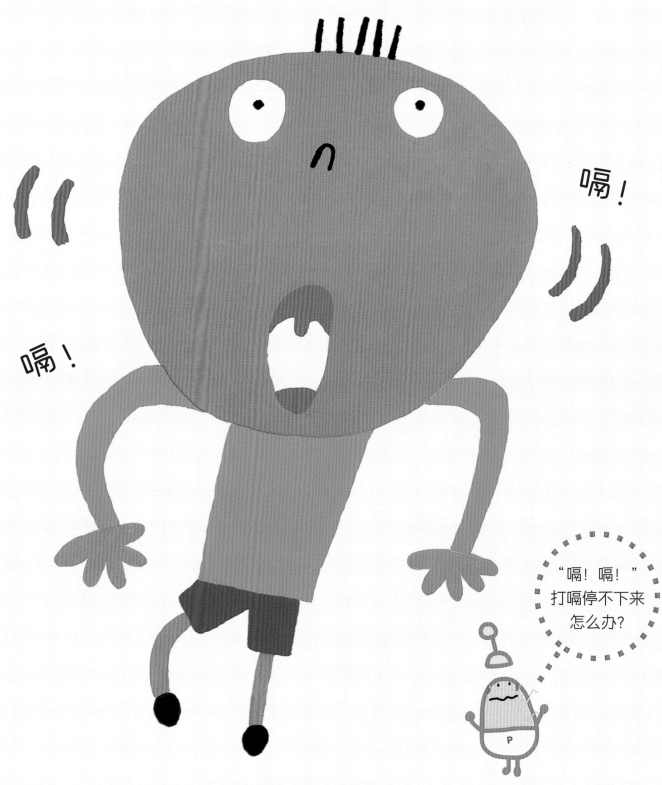

嗝！

嗝！

"嗝！嗝！"
打嗝停不下来
怎么办？

* 如果吃了太热、太冷或太刺激的东西，
就会打嗝；吃得太快、太急也会打嗝。

阻止打嗝大作战。

用力地伸长舌头。

请人帮忙拍拍背。

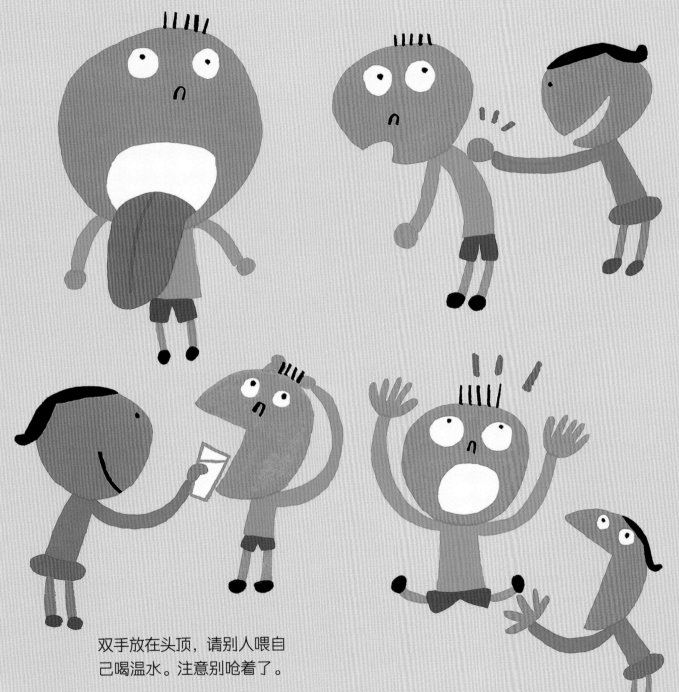

双手放在头顶，请别人喂自己喝温水。注意别呛着了。

有的方法可能对你不管用。你还知道其他的阻止打嗝的方法吗？

如果美味的食物和空气一起被吃进肚子里，你就会——打嗝！

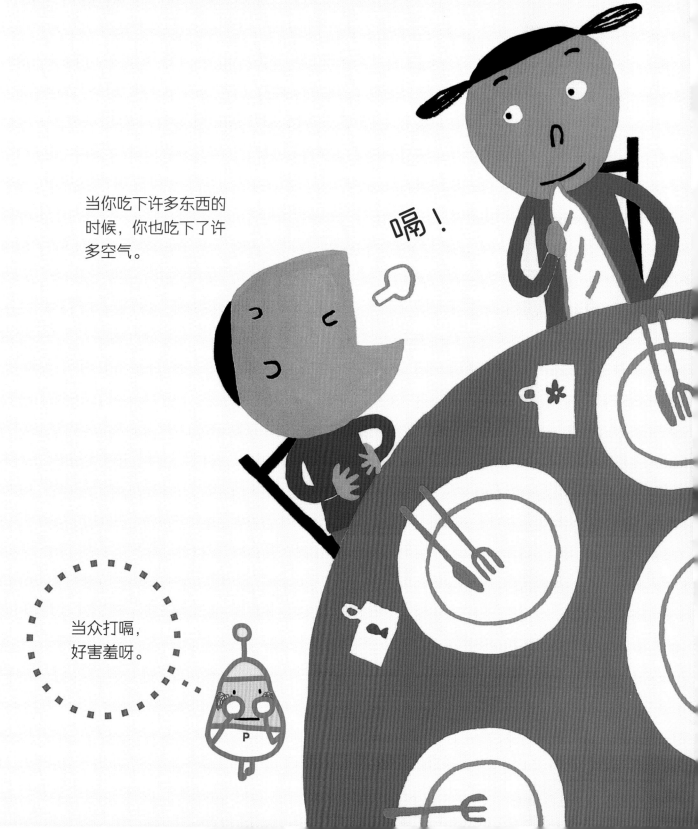

当你吃下许多东西的时候，你也吃下了许多空气。

嗝！

当众打嗝，好害羞呀。

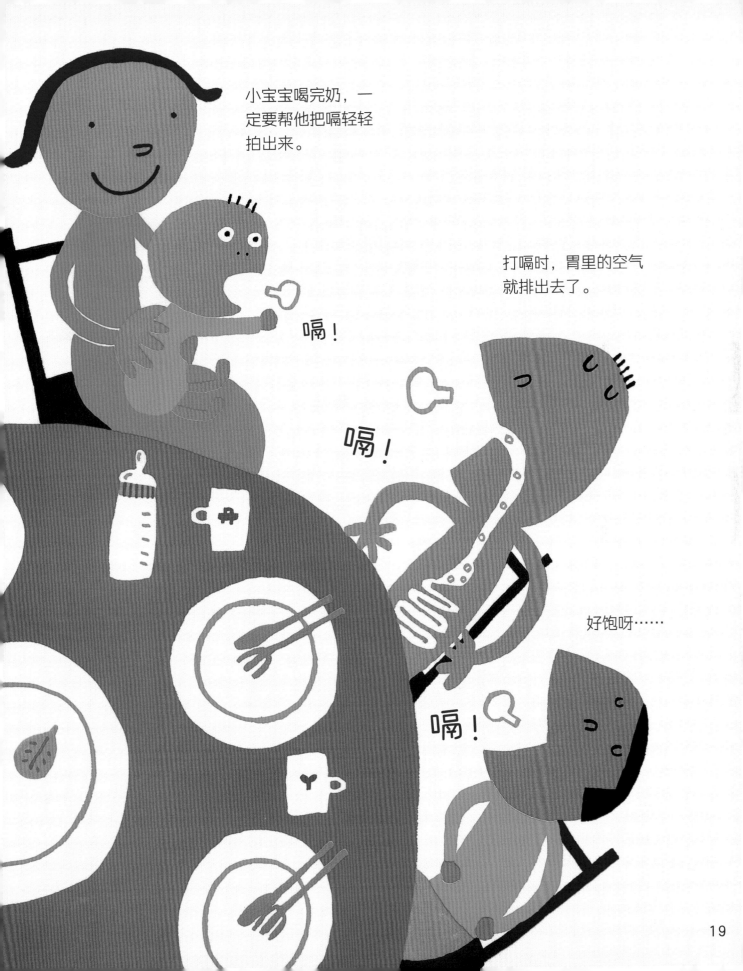

小宝宝喝完奶，一定要帮他把嗝轻轻拍出来。

打嗝时，胃里的空气就排出去了。

嗝！

嗝！

好饱呀……

嗝！

"呼噜——呼噜——"
是睡觉时不知不觉发出的鼾声。

呼

噜

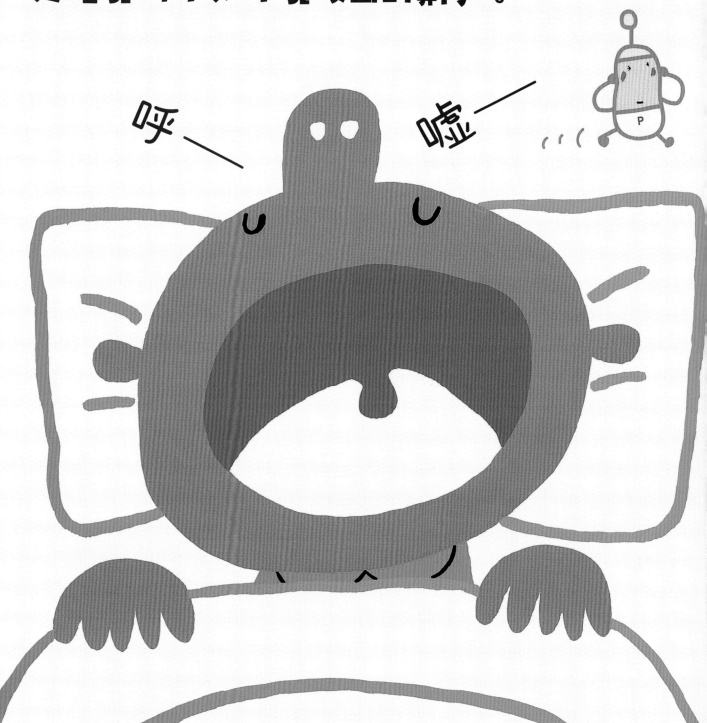

* 喉咙里有一个"小铃铛"，当它四周的肌肉放松时，呼吸的通道会变窄，呼吸时流动的空气容易引起"小铃铛"震动，发出鼾声。特别累就容易打鼾，但如果老是打鼾，或者鼾声特别响亮，那么最好请医生检查一下。

瞧，鼾声就是从这里发出来的。

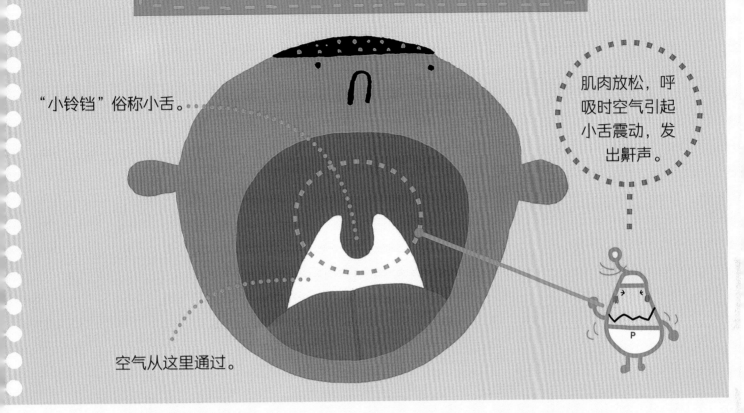

"小铃铛"俗称小舌。

肌肉放松，呼吸时空气引起小舌震动，发出鼾声。

空气从这里通过。

停止打鼾大作战！

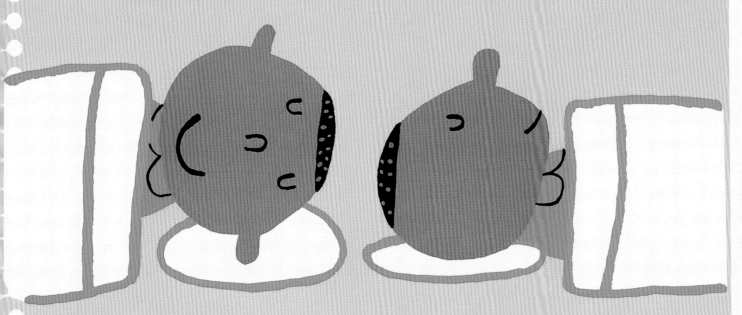

侧着睡觉，减少打鼾。　　枕头放低，也许就不打鼾了。

"咕——咕——"
这是肠胃蠕动的声音。

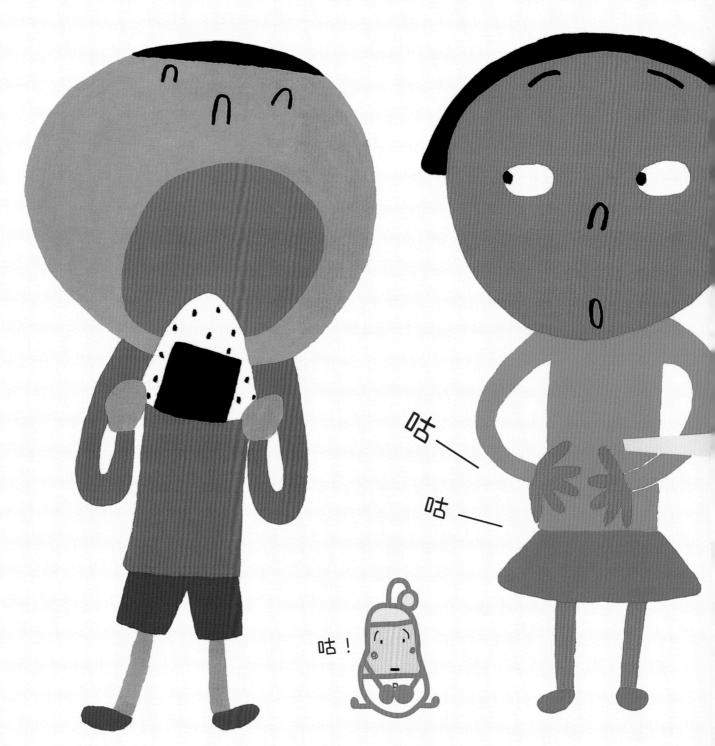

肚子饿的时候，如果看到好吃的，或是
闻到香喷喷的味道……

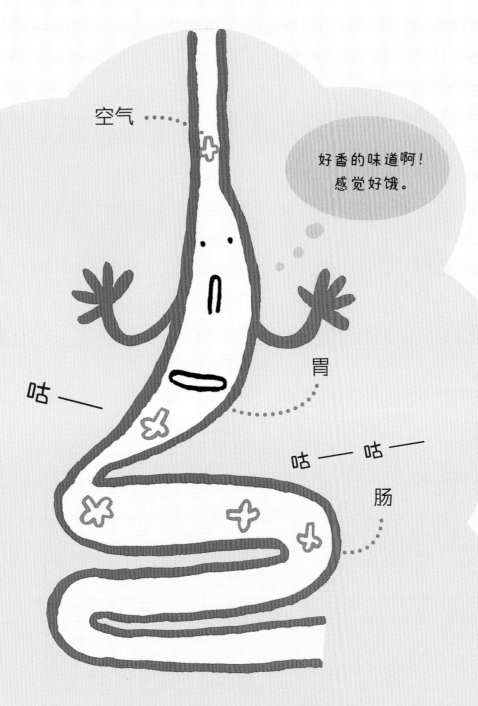

胃和肠子蠕动起来，挤压里面的空气，
发出"咕——咕——"的声音。

"噗——噗——"让人害羞的放屁声。

吃饭时，进入身体里的空气，还有肠胃消化食物产生的气体，从肛门排出去，就是放屁。

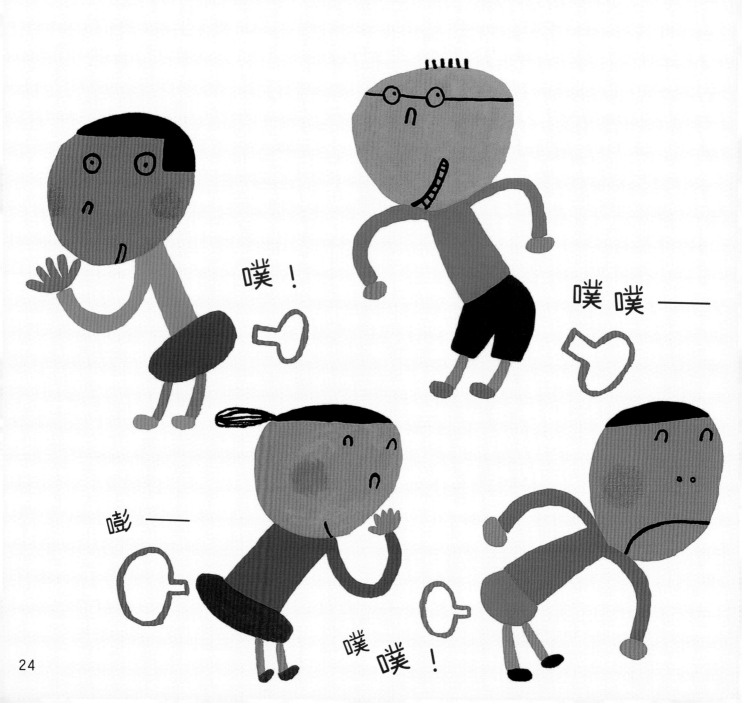

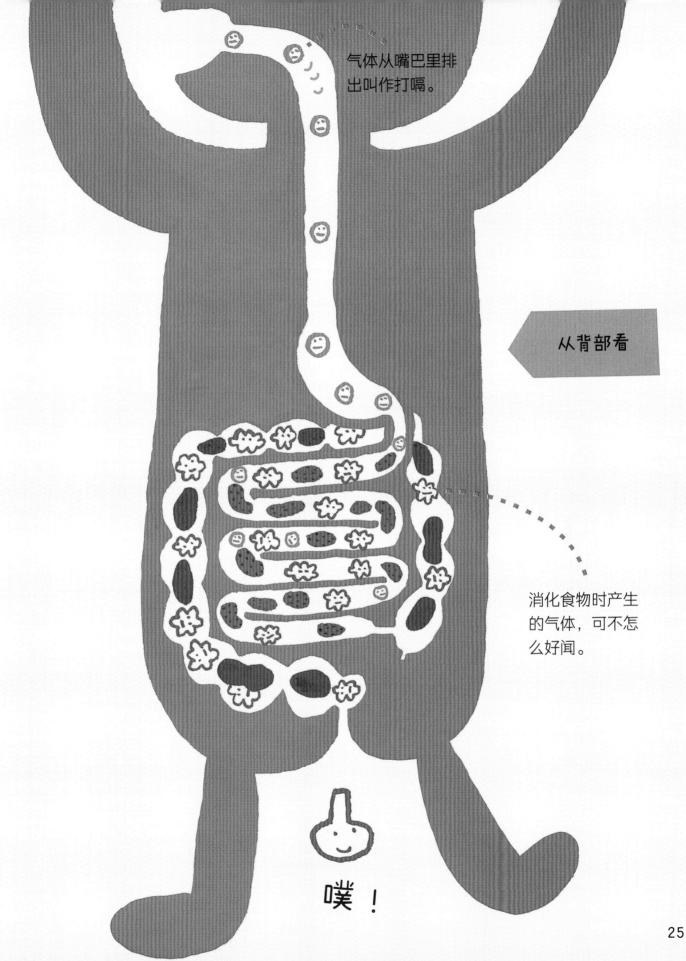

气体从嘴巴里排
出叫作打嗝。

从背部看

消化食物时产生
的气体，可不怎
么好闻。

噗！

25

谁的屁更臭？

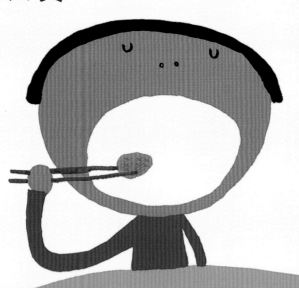

多吃蔬菜，不容易放臭屁。

不臭！

红薯

沙拉

芋头

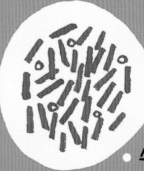
牛蒡

菠菜

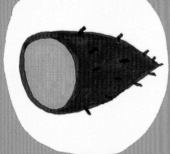

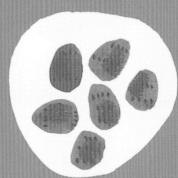

我爱吃蔬菜和水果，不会放臭屁哟。

番茄汁

噗！

放心，不臭！

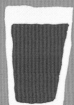

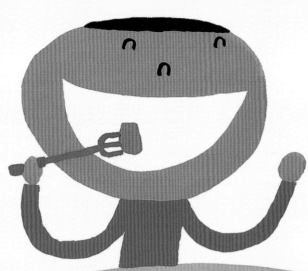

肉类和豆制品会在肠道中产生难闻的气体，让人放臭屁。

好臭啊！

不要光想放屁的事，蔬菜和肉都很重要，不要挑食哟。

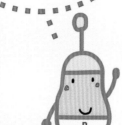

牛排

鱼
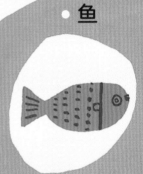

鸡蛋
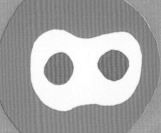

花生
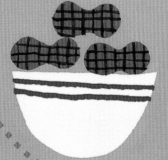

豆腐
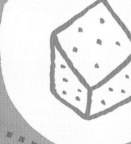

鳕鱼子
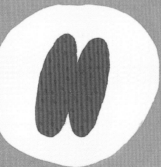

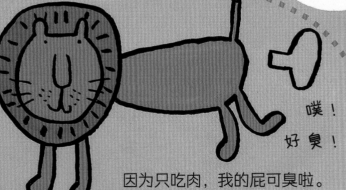

噗！
好臭！

因为只吃肉，我的屁可臭啦。

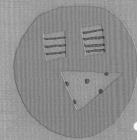

芝士

27

噗！

• 是谁放的屁？好像是吃烤红薯的那个孩子，你能找到他吗？

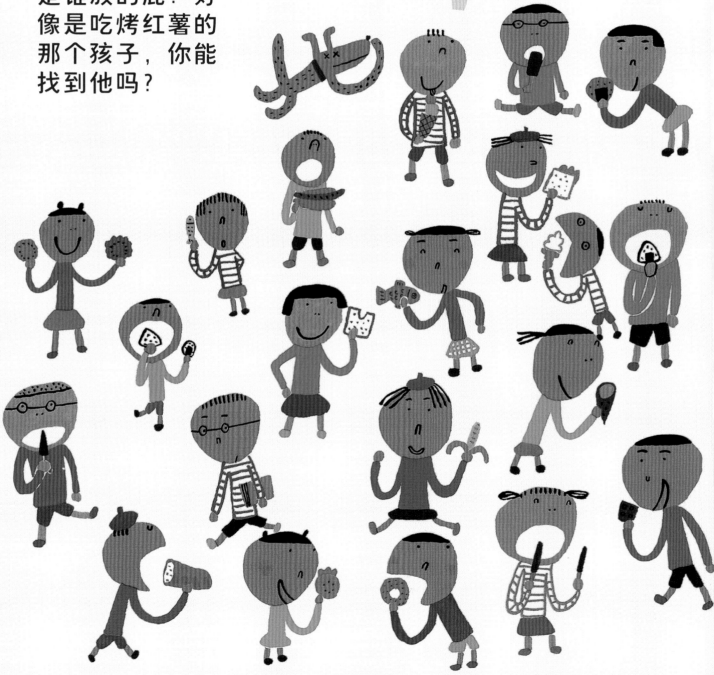

28

身体大发现 我不要生病

为什么会这样？
身体的奥秘

[日]La Zoo 文　[日]菅原启子 图　史麟萍 译

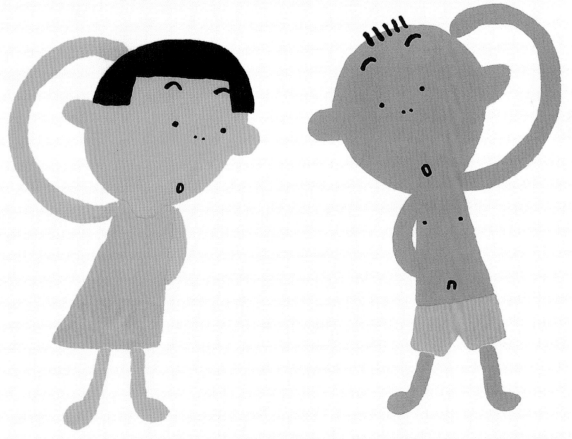

乐乐趣

南京大学出版社

人为什么要长肚脐呢？

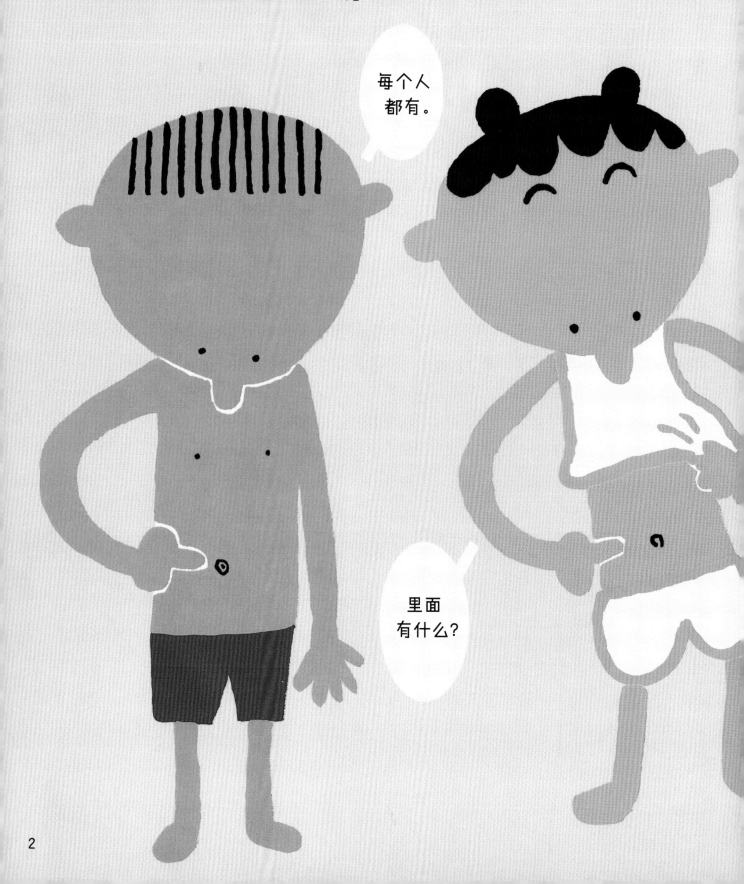

每个人都有。

里面有什么？

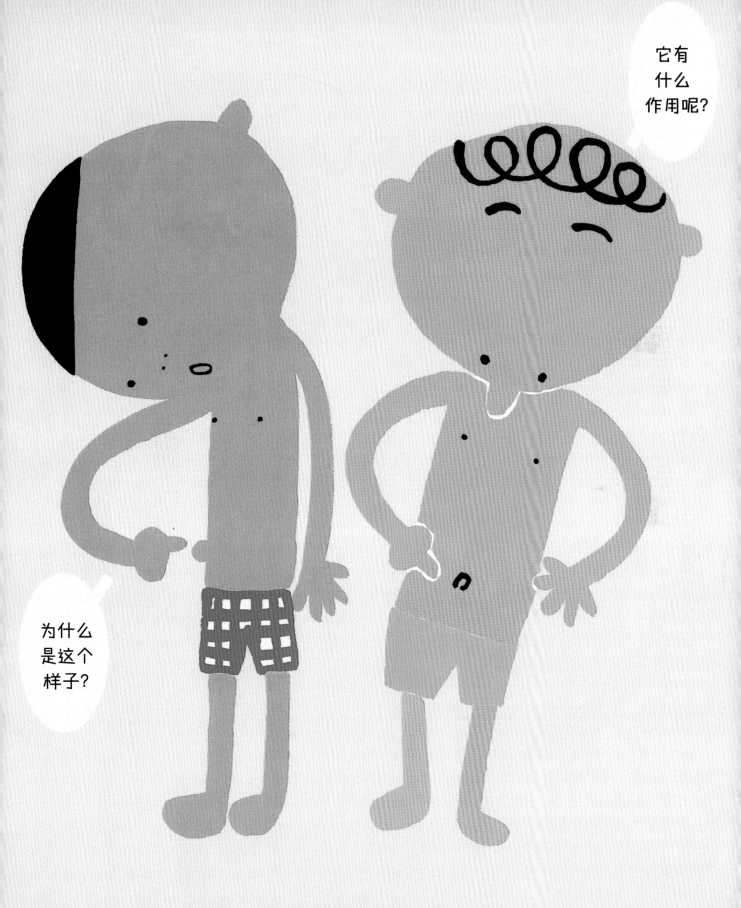

3

肚脐是宝宝在妈妈肚子里的时候，
和妈妈紧紧相连的证据。

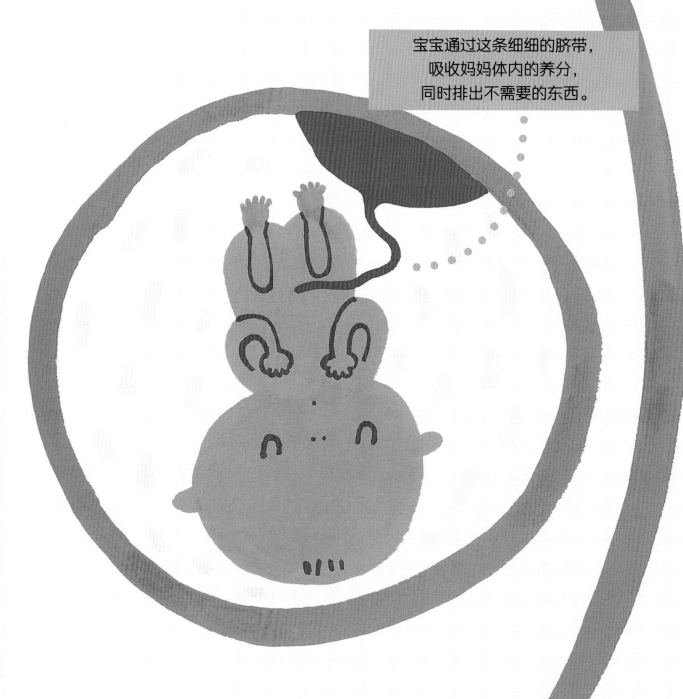

宝宝通过这条细细的脐带，
吸收妈妈体内的养分，
同时排出不需要的东西。

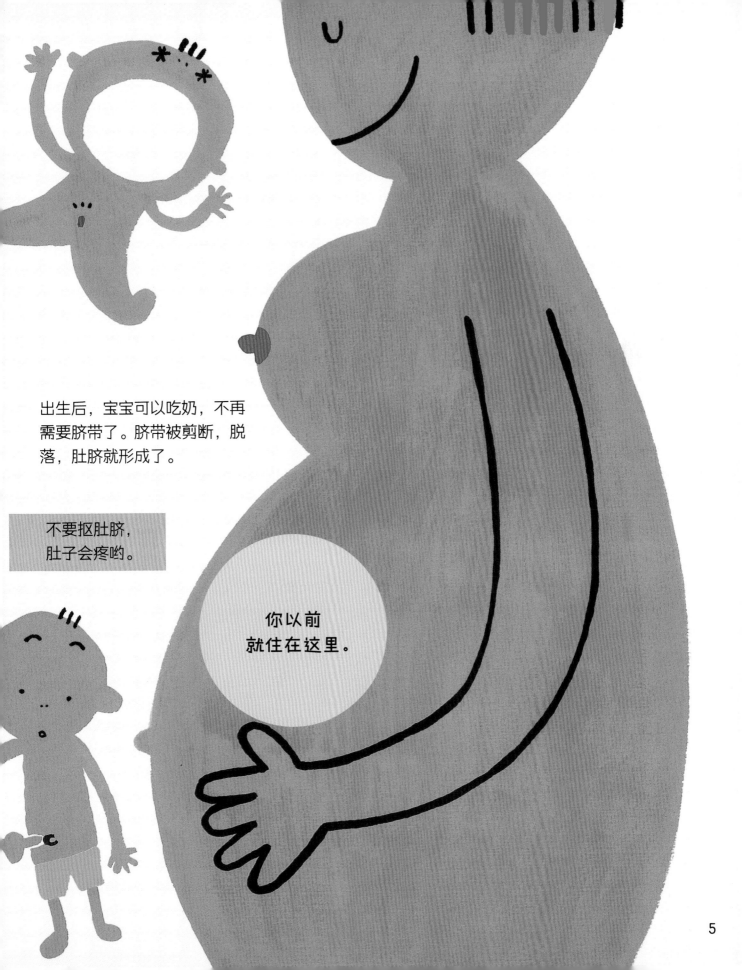

出生后，宝宝可以吃奶，不再需要脐带了。脐带被剪断，脱落，肚脐就形成了。

不要抠肚脐，肚子会疼哟。

你以前就住在这里。

5

为什么会咳嗽、打喷嚏呢？

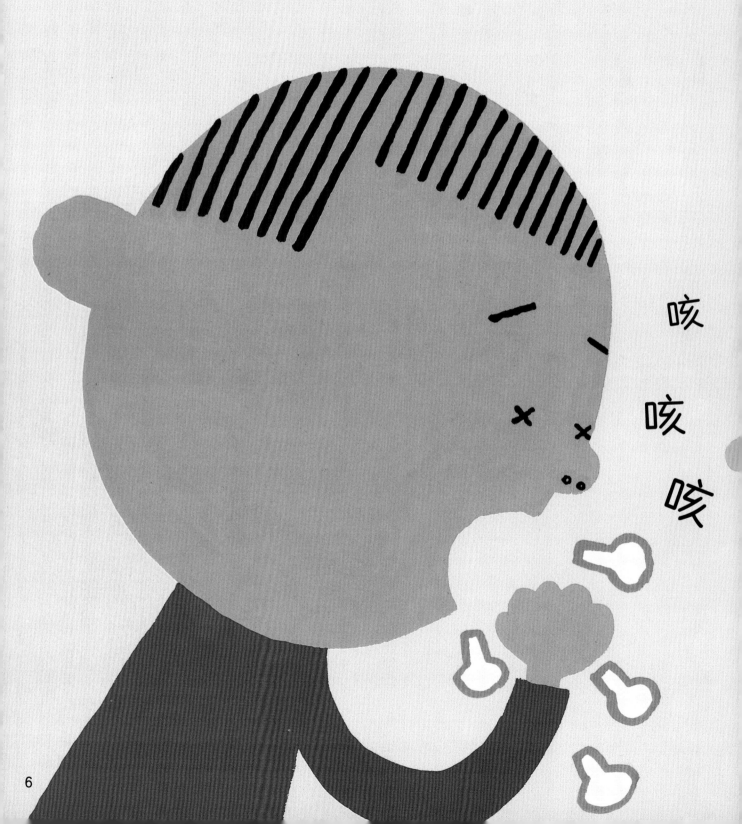

咳
咳
咳

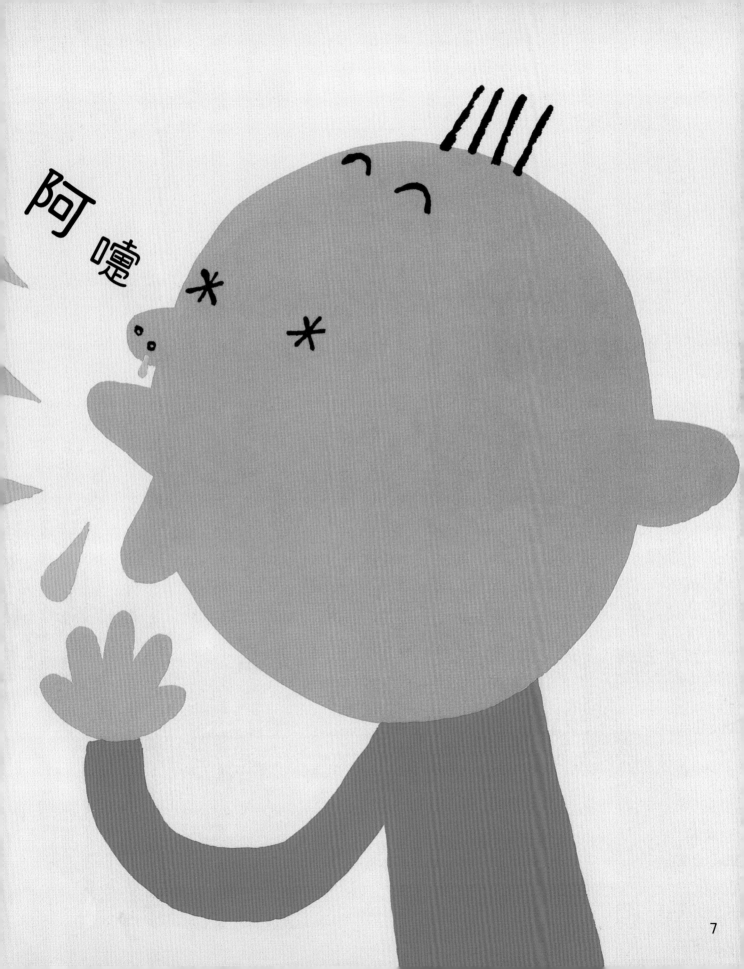

这是为了把鼻子、喉咙里的病毒、
细菌和灰尘排出来。

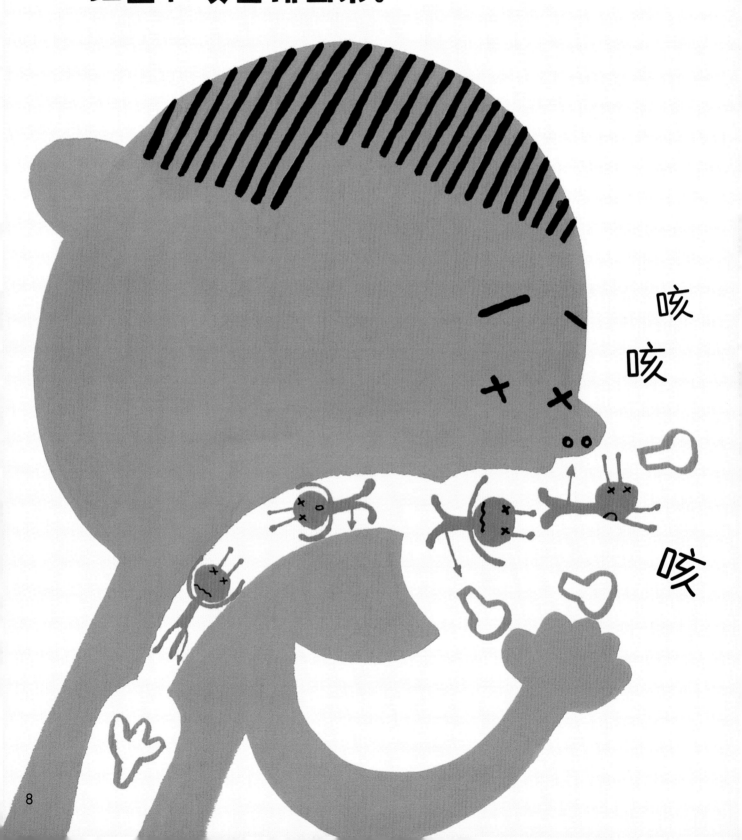

所以，咳嗽或打喷嚏时，不能对着人哟，
最好用纸巾捂住嘴巴。

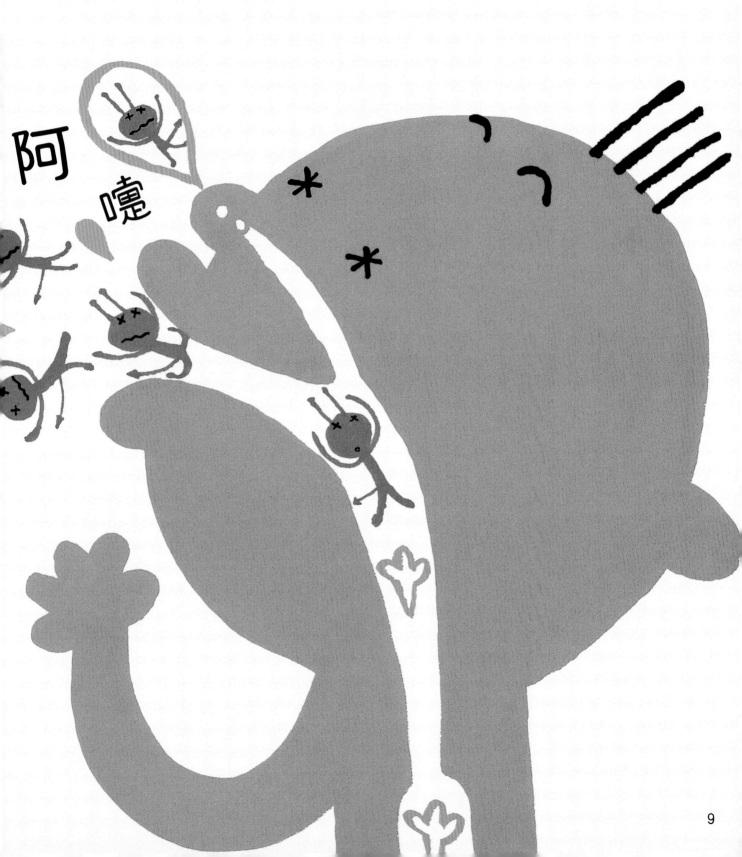

为什么会长蛀牙呢？

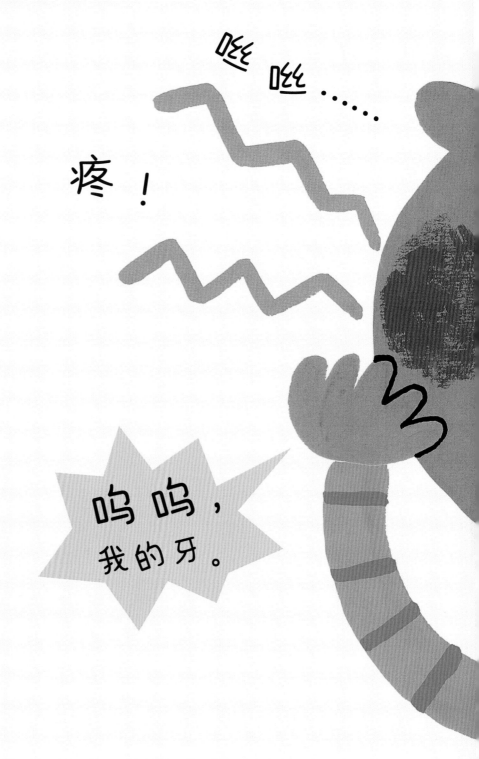

咝 咝……

疼！

呜呜，
我的牙。

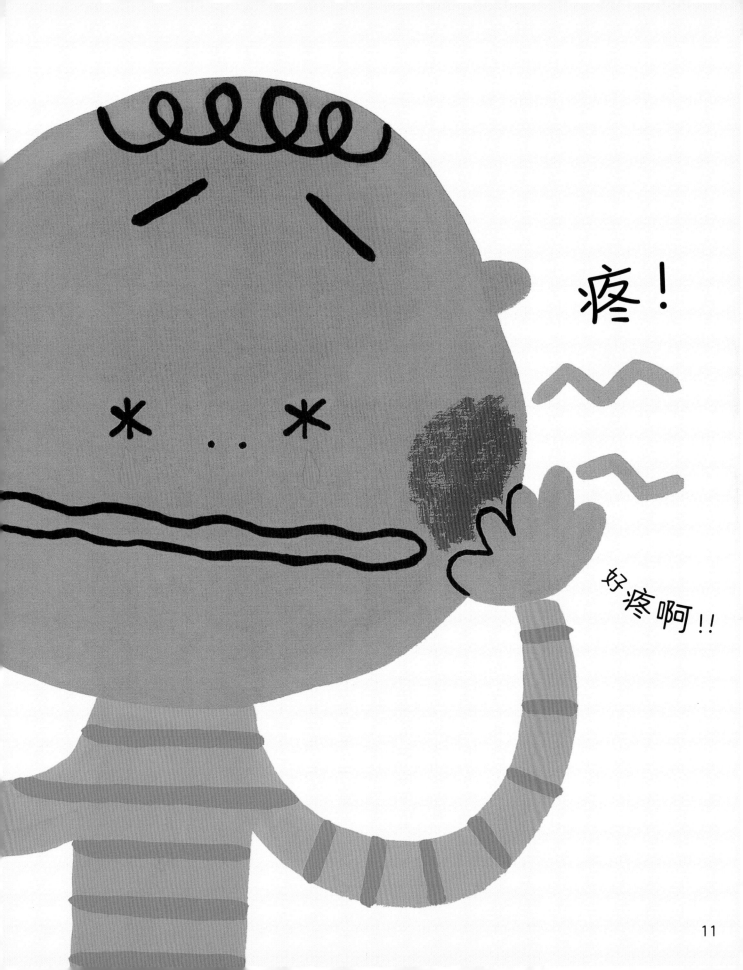

11

那是蛀牙菌在"啃食"你的牙齿。

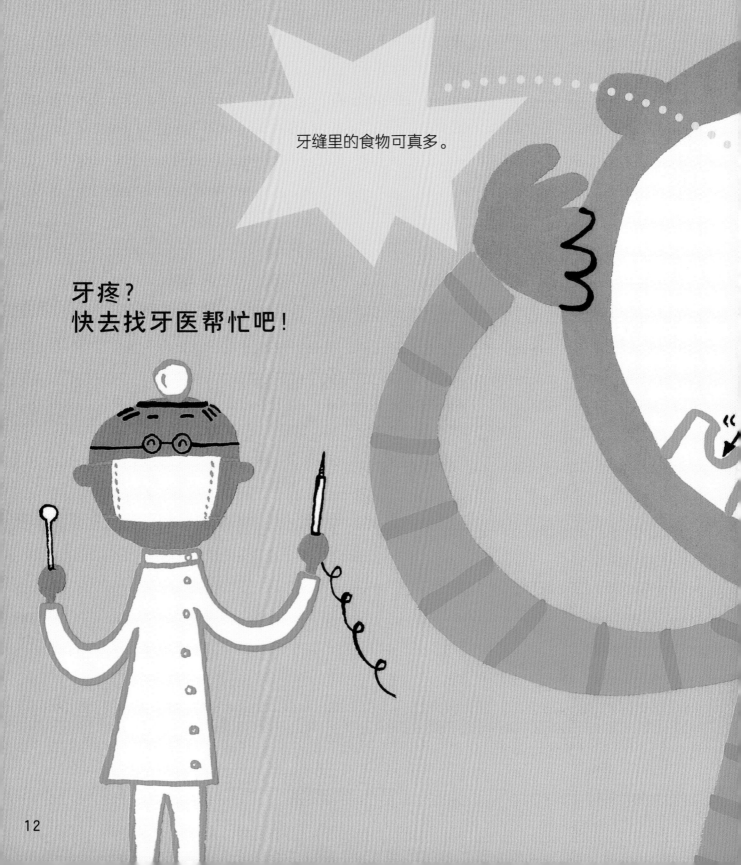

牙缝里的食物可真多。

牙疼？
快去找牙医帮忙吧！

蛀牙菌最爱甜甜的食物。

多喝水，
少喝饮料。

吃完饭要刷牙。

热的时候——
为什么会流汗？

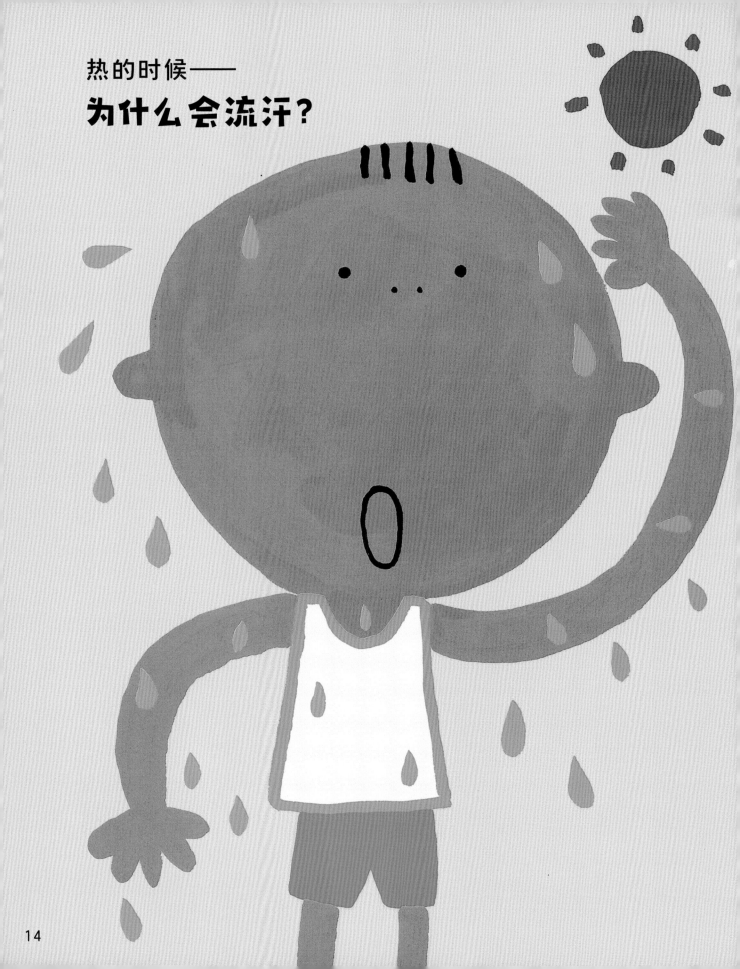

冷的时候——

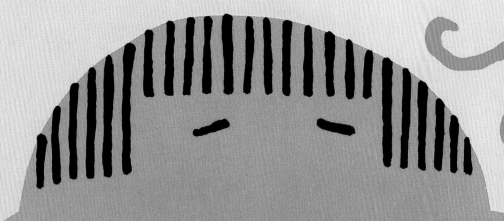

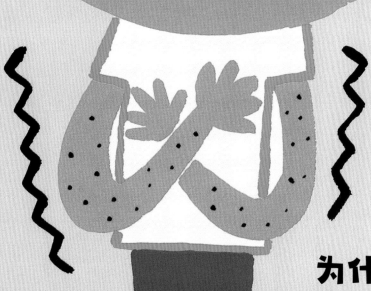

为什么
会起鸡皮疙瘩？

出汗能让体温下降。

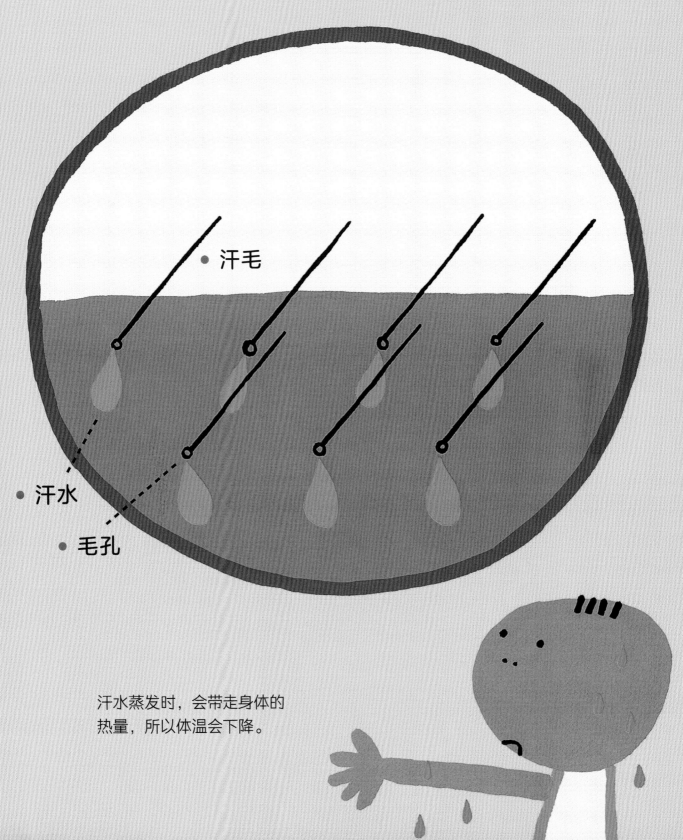

汗毛

汗水

毛孔

汗水蒸发时，会带走身体的
热量，所以体温会下降。

毛孔收缩、汗毛竖起来，可以防止
体内的热量散失。

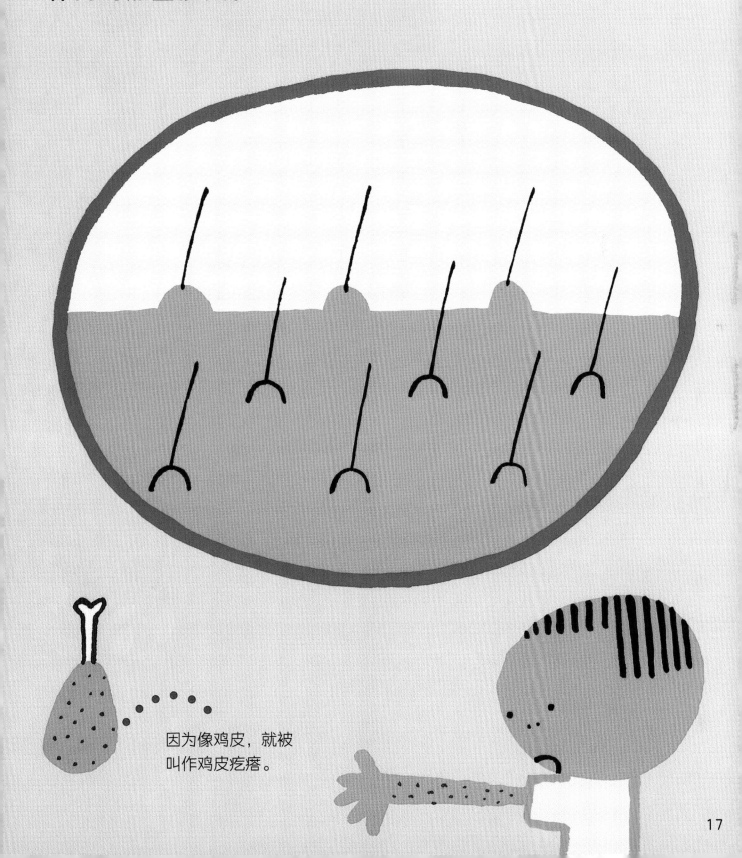

因为像鸡皮，就被
叫作鸡皮疙瘩。

为什么看到梅子或者柠檬就会流口水？

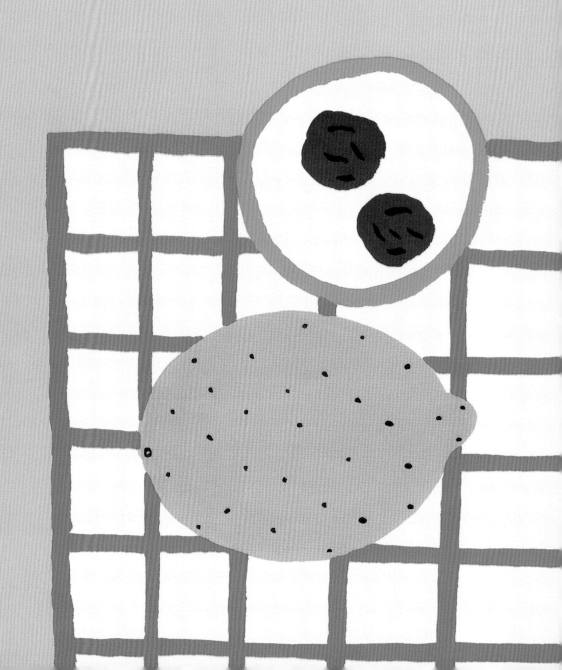

好奇怪呀，
还没吃呢！

咕咚——

因为大脑记住了吃梅子或柠檬时的感觉。

虽然没有吃，但有很酸的记忆，才会
忍不住流口水。

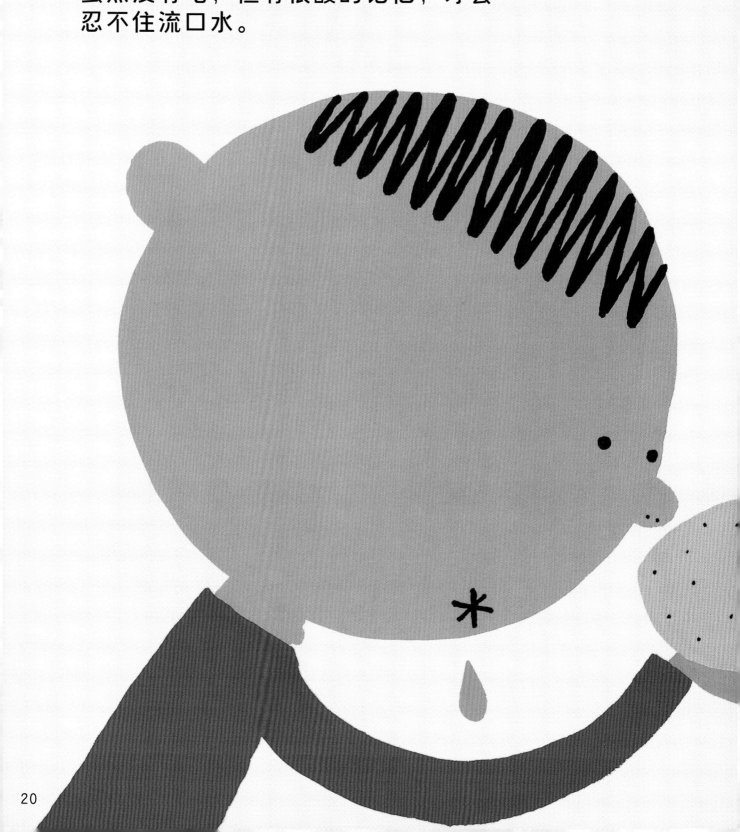

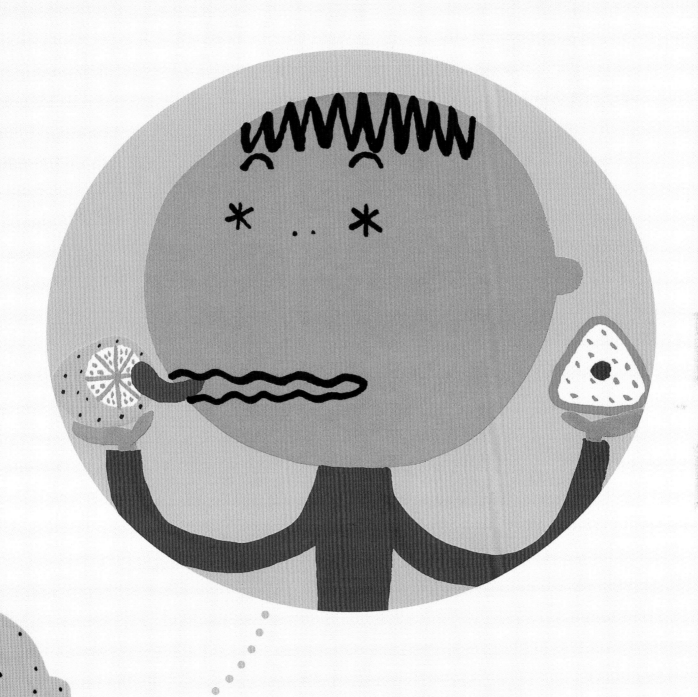

没吃过，所以没反应。

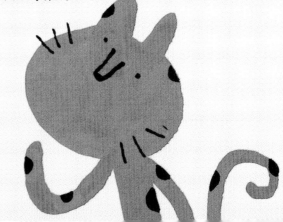

喵！

21

从黑暗的地方走到明亮的地方，
为什么会觉得光很刺眼？

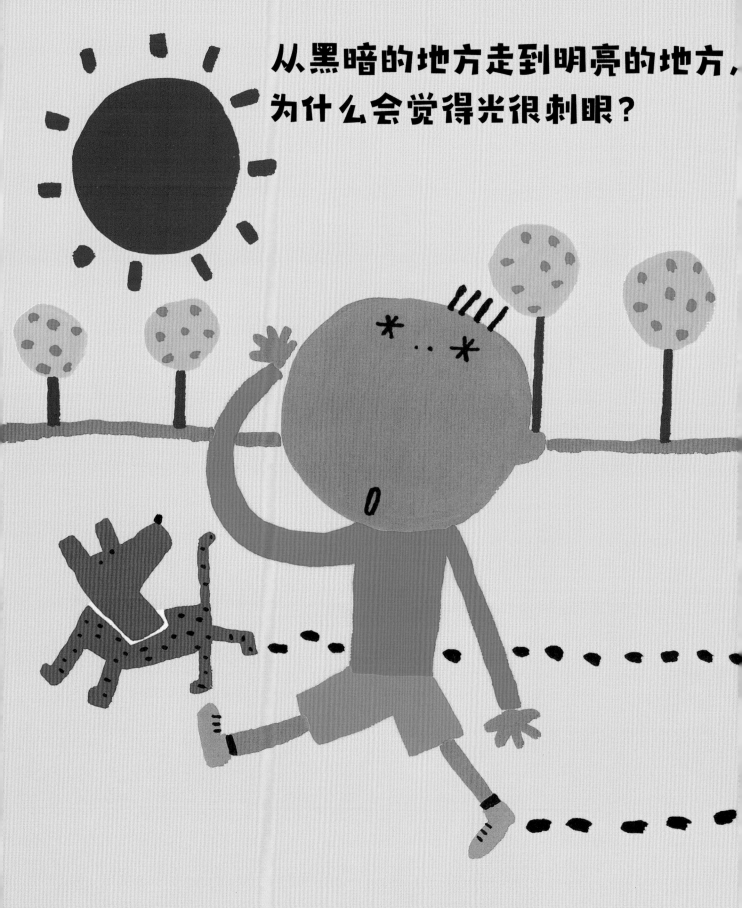

从明亮的地方走到
黑暗的地方，

突然什么都看不
见了，为什么？

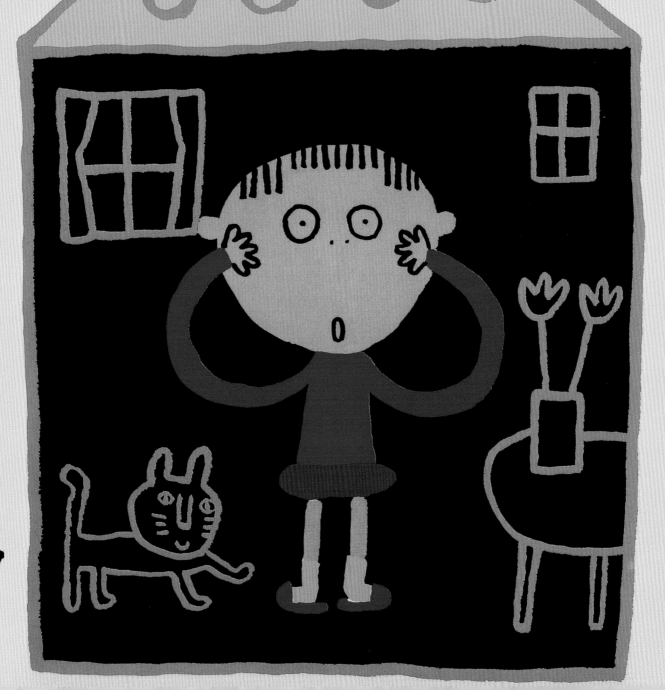

如果身边突然变亮，眼睛里的瞳孔
就会来不及缩小。

在亮的地方，瞳孔
缩小，进入眼睛的
光线就会减少。

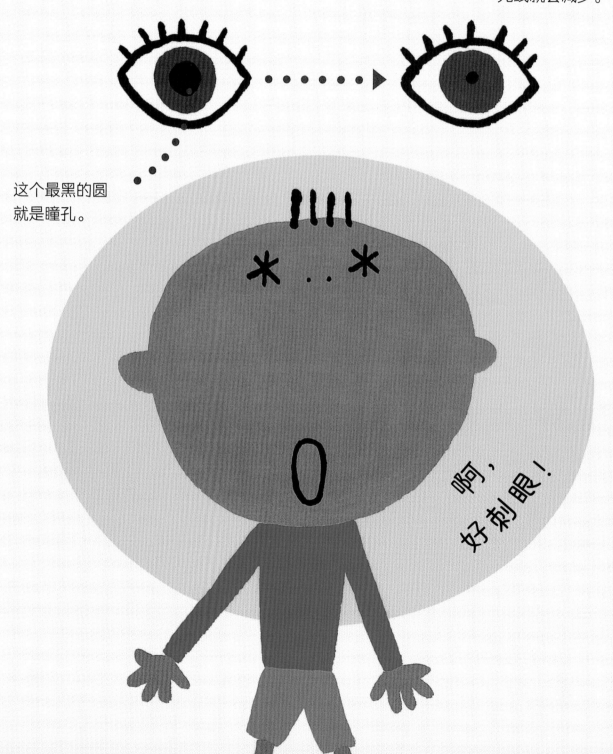

这个最黑的圆
就是瞳孔。

啊，好刺眼！

如果身边突然变暗，瞳孔就会
来不及放大。

在暗的地方，瞳孔
放大，进入眼睛的
光线就会增加。

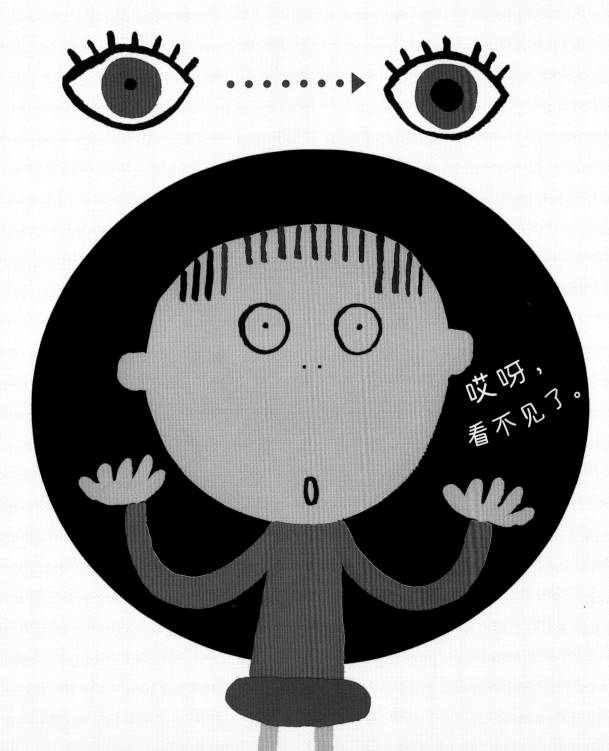

哎呀，
看不见了。

这时应该怎么办？就这么办！

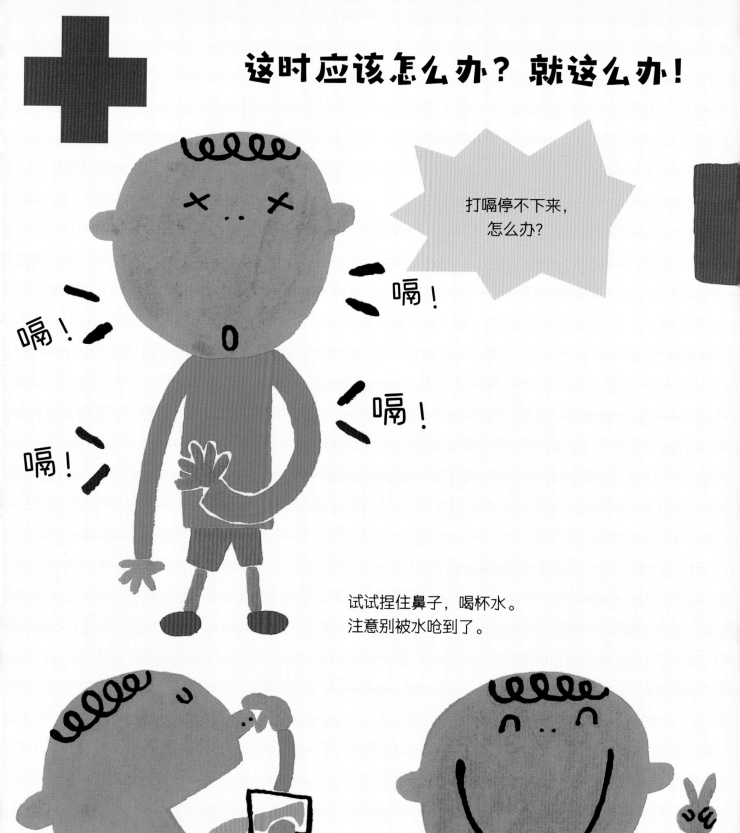

打嗝停不下来，怎么办？

嗝！

嗝！

嗝！

嗝！

试试捏住鼻子，喝杯水。
注意别被水呛到了。

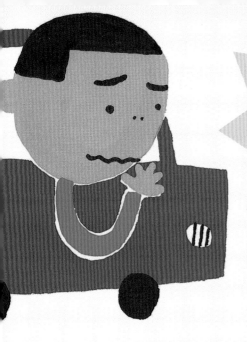

* 再难受，也不能把头、手伸出窗外，这样做很危险！

坐车时，晕车好难受，怎么办？

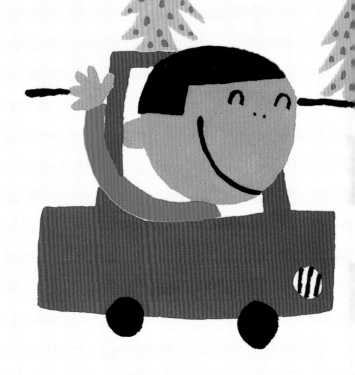

试着看看窗户外面，看得越远越好。远处的景物不会晃动，你就不难受了。

有不尿床的办法吗？

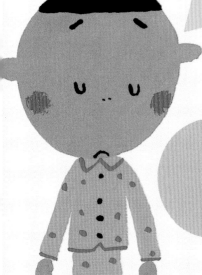

睡前少喝水，然后念一句不要尿床的"咒语"。

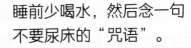

尿床、尿床快走开！

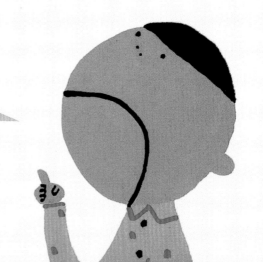

安心睡觉吧。

27

谁吃了柠檬？你能看出来吗？

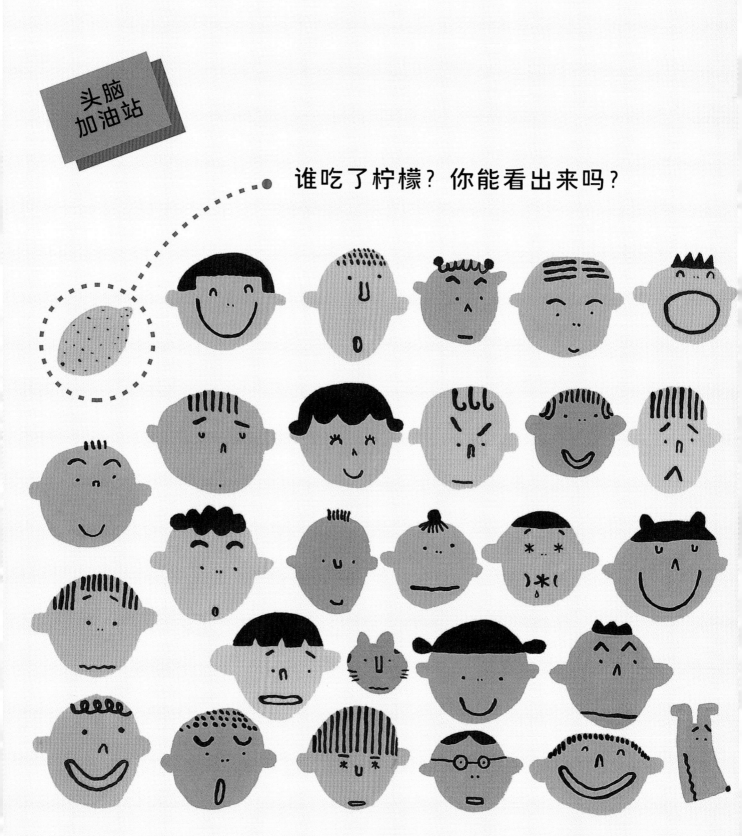

28

身体大发现 我不要生病

眼睛的奥秘

[日]La Zoo 文 [日]菅原启子 图 史麟萍 译

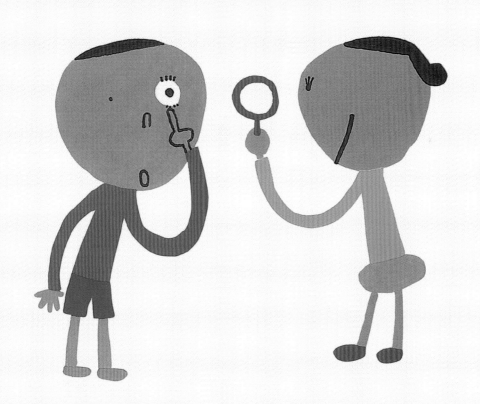

眼睛的秘密可不少，开始探索吧！

乐乐趣

南京大学出版社

脸上这两个用来看东西的
叫作——

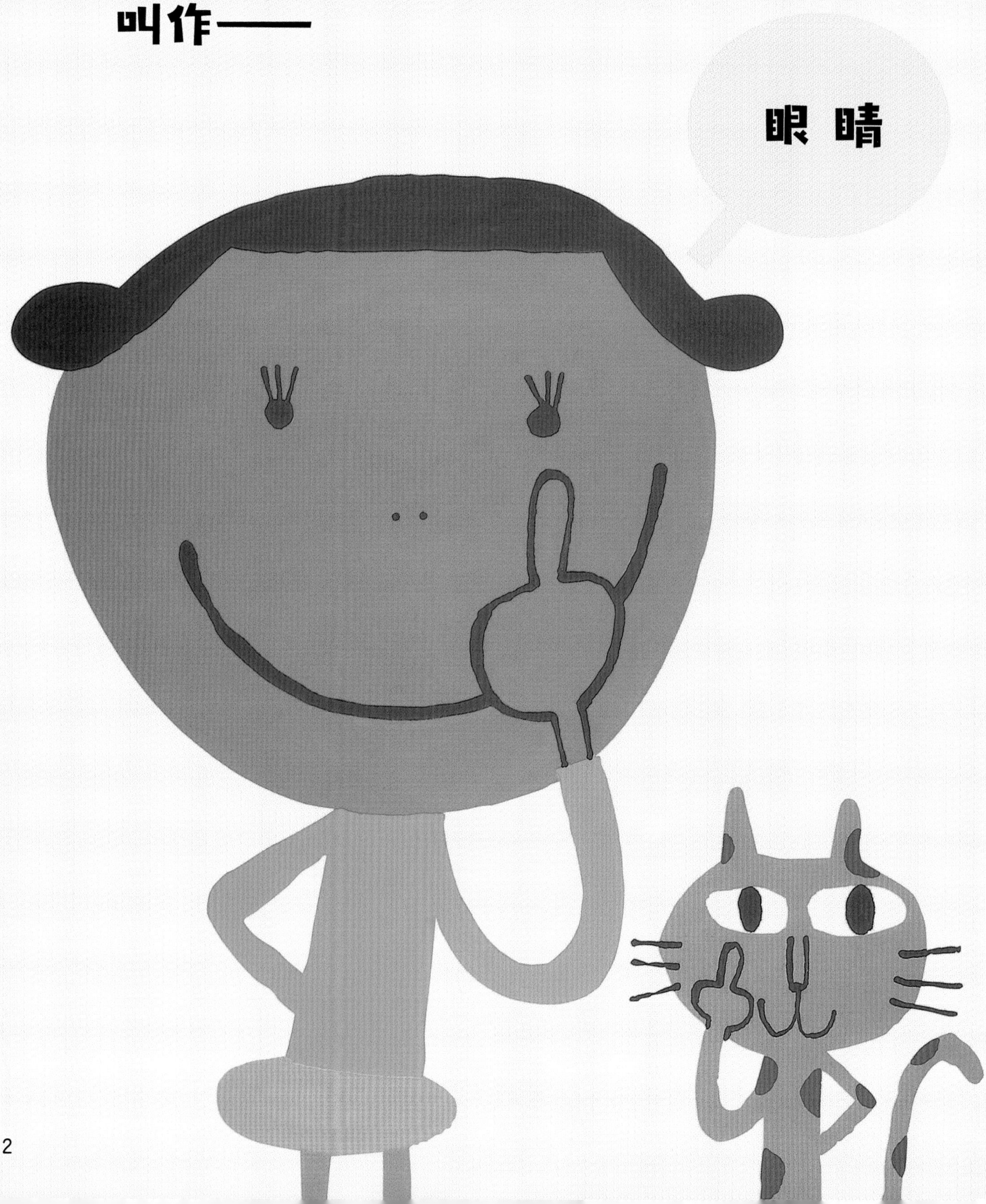

眼睛

眼睛为什么有两只？一只不够用吗？

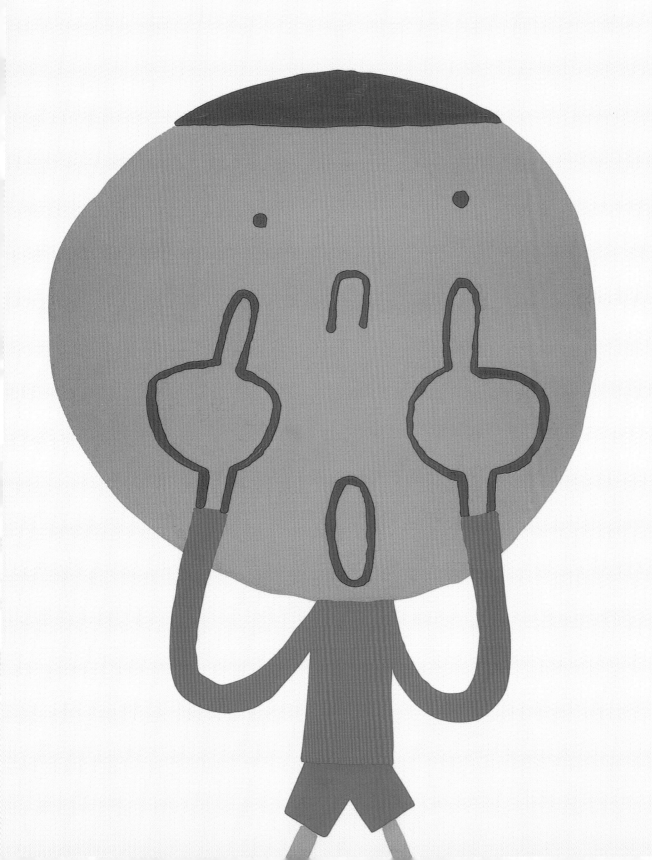

两只眼睛看到的空间更大，还可以分清东西的远近。

试试用一只眼睛看这个院子。

闭上左眼会看不到小兔。

闭上右眼就看不到猫。

如果用一只眼睛，看到的……

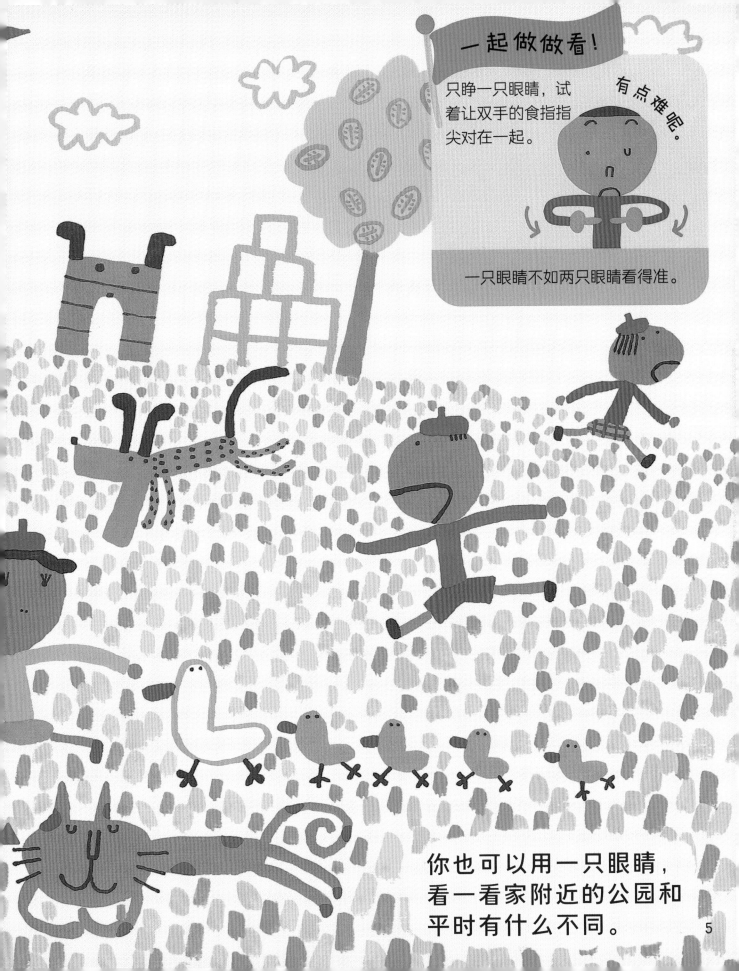

一起做做看！

只睁一只眼睛，试着让双手的食指指尖对在一起。

有点难呢。

一只眼睛不如两只眼睛看得准。

你也可以用一只眼睛，看一看家附近的公园和平时有什么不同。

为什么不伤心的时候，也会流眼泪？

原来是灰尘飞进眼睛里了。

不要用手揉！可以用干净的水冲洗一下。

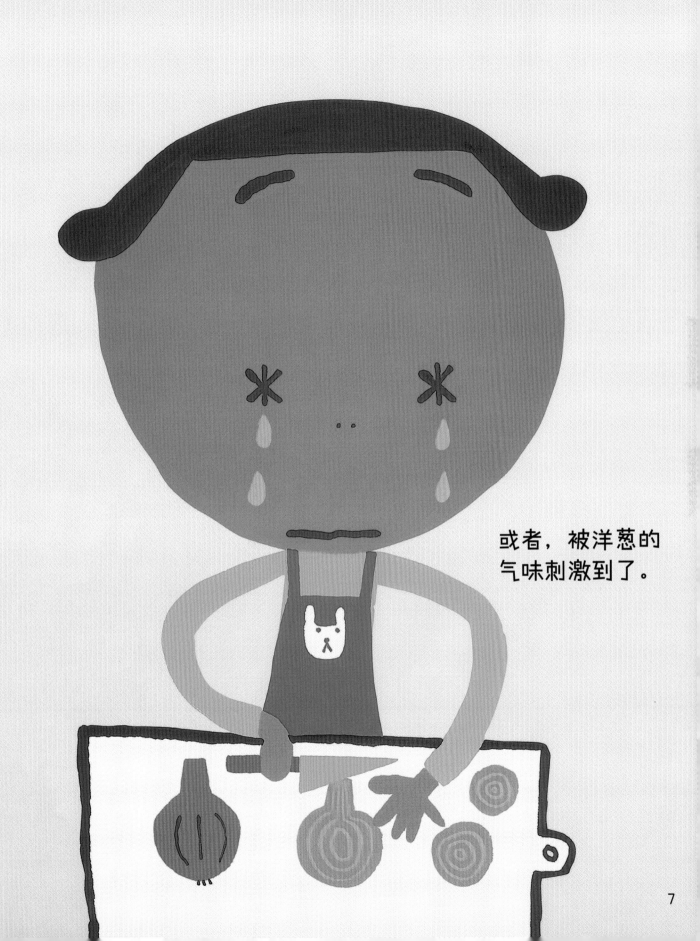

或者，被洋葱的
气味刺激到了。

眼泪就像眼睛里的"大雨"。

"雨水"能冲走进入眼睛的灰尘。

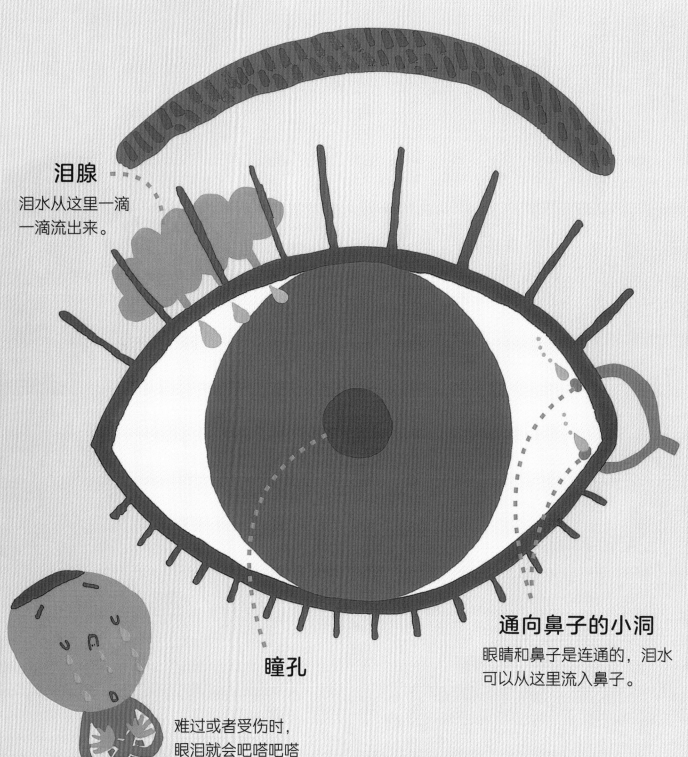

泪腺
泪水从这里一滴
一滴流出来。

通向鼻子的小洞
眼睛和鼻子是连通的，泪水
可以从这里流入鼻子。

瞳孔

难过或者受伤时，
眼泪就会吧嗒吧嗒
地落下来。

眨眼能把眼泪均匀地铺在眼睛里，保护眼睛，让眼睛保持湿润、得到休息。

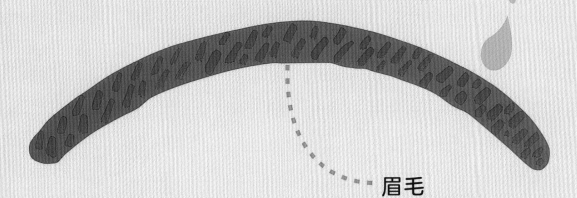

眉毛

能阻挡汗水流进眼睛。

眼皮

小飞虫要进来时，合上眼皮就把它挡在外面了。

睫毛

遮挡阳光，保护眼睛不受沙尘等外物的伤害。

瞳孔有什么作用？

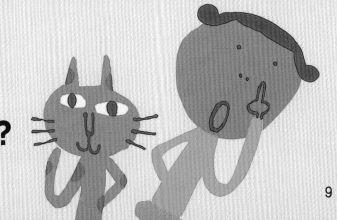

在明亮的地方，
小猫的眼睛是这样的。

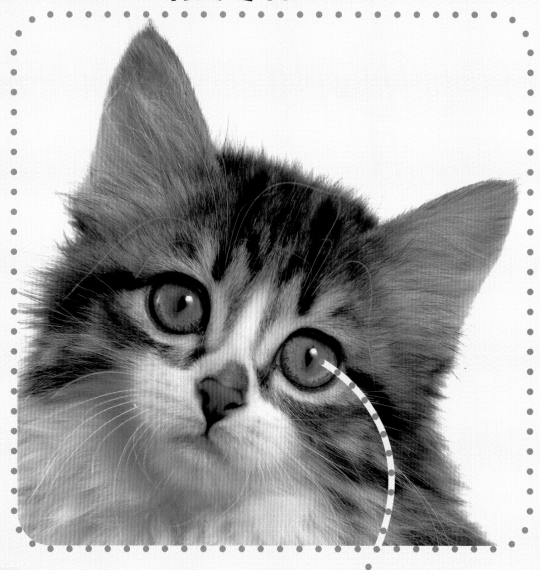

瞳孔

光线充足时，瞳孔缩成一道缝。

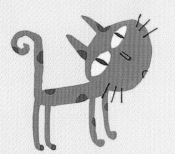

不刺眼了。

在亮处，缩小瞳孔能减少光线
进入，避免光线刺眼。

在黑暗的地方，
小猫的眼睛变成这样了。

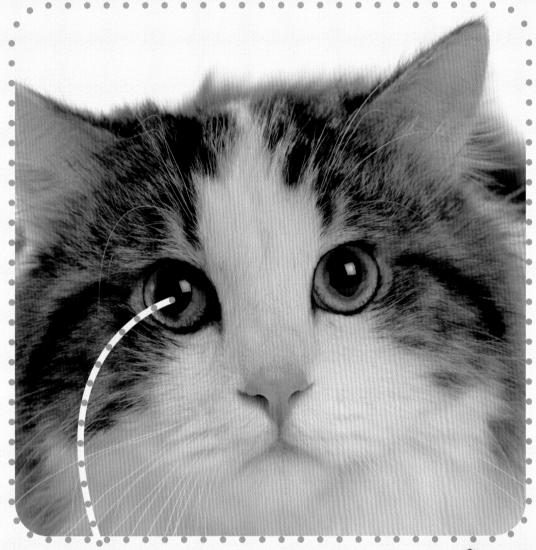

瞳孔

在黑暗的地方，瞳孔会放大。

在暗处，放大瞳孔能让更多
光线进入，这样看东西会更
清楚。

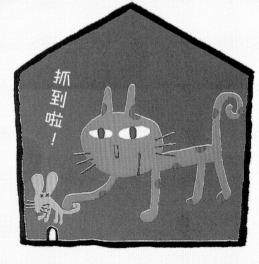

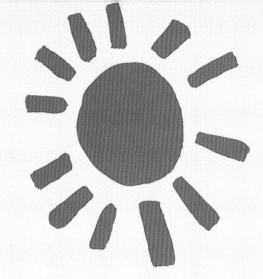

人类的眼睛和小猫的一样。

如果忽然从暗处走到明亮的
地方，就会……

啊，好刺眼！

这是因为瞳孔还没来得及缩小。

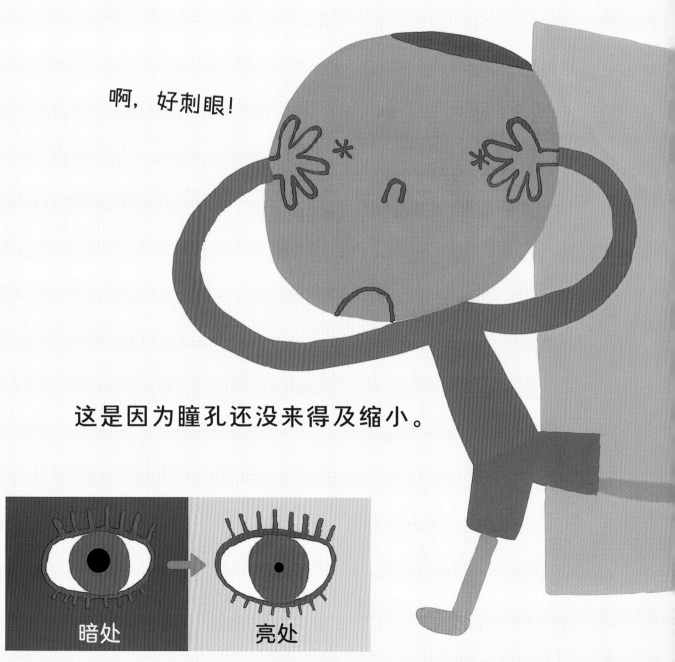

暗处

亮处

如果从明亮的地方忽然进入到暗处，
就会眼前一黑，什么也看不到。

什么也看不见了……

和朋友一起做个实验，看看彼此眼睛中瞳孔大小的变化吧。

* 可以在自然光下观察，但不要故意用强光刺激眼睛哟。

这是因为瞳孔还没来得及放大。

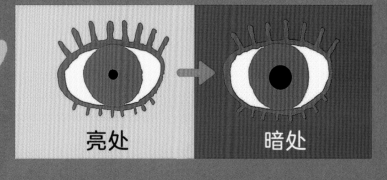

亮处　　　暗处

13

有些颜色，不管在亮处还是暗处，
都很容易看到。

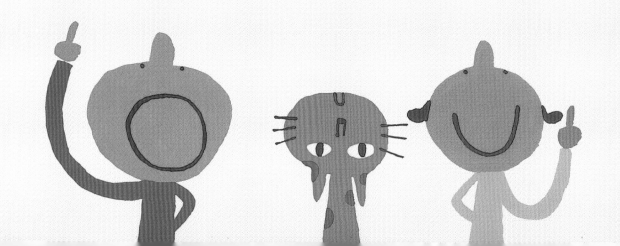

比如，红色、黄色。

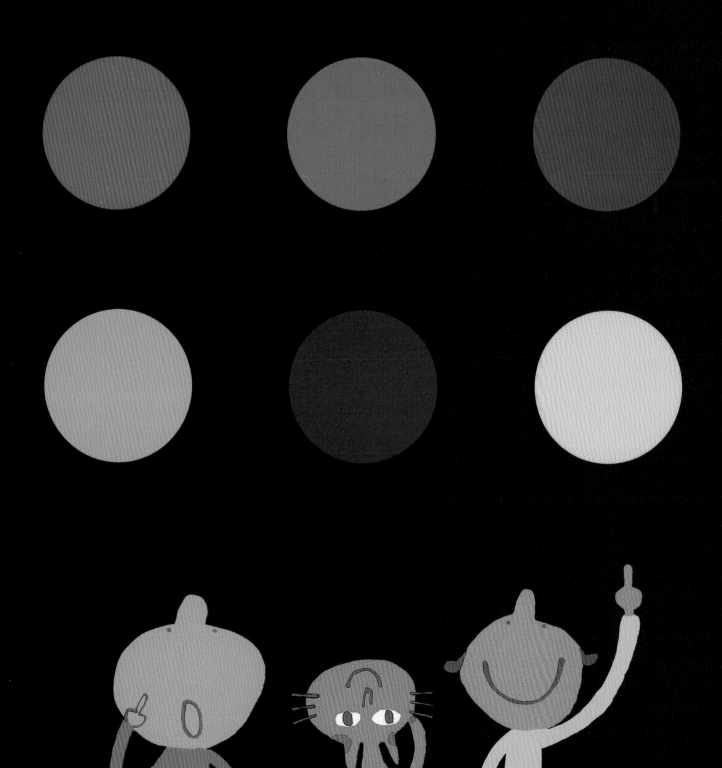

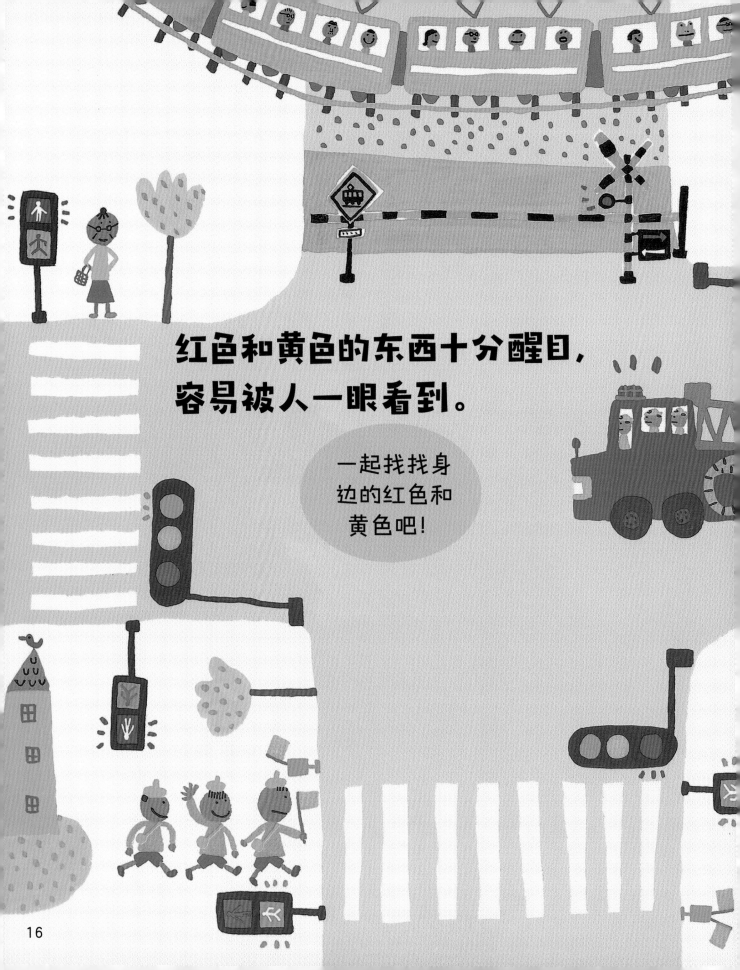

红色和黄色的东西十分醒目，
容易被人一眼看到。

一起找找身
边的红色和
黄色吧！

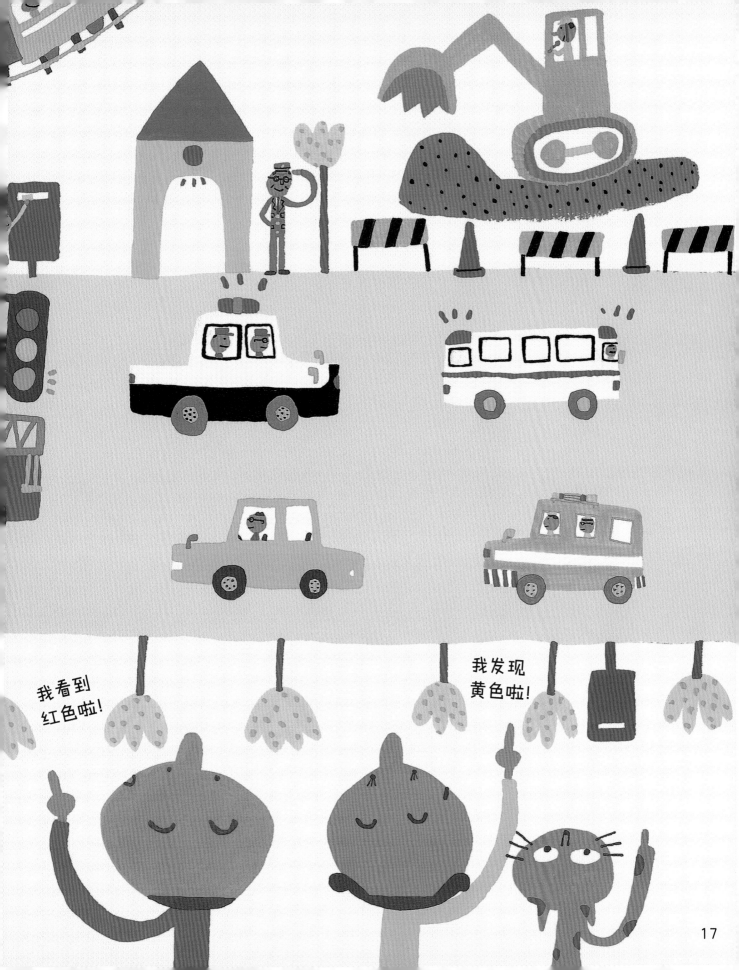

我看到
红色啦!

我发现
黄色啦!

有时候，眼睛也会欺骗我们。

哪条红线更长呢？

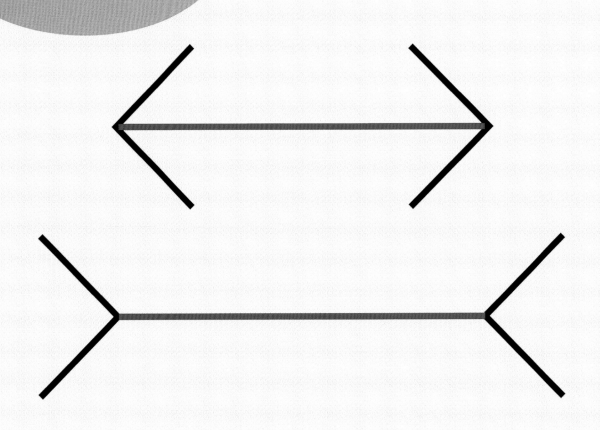

嗯……下面那条更长吧？

实际它们一样长哟。

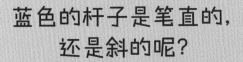

蓝色的杆子是笔直的，
还是斜的呢？

其实，都是直的。

眼睛看到的东西，太容易受
周边颜色或形状的影响了。

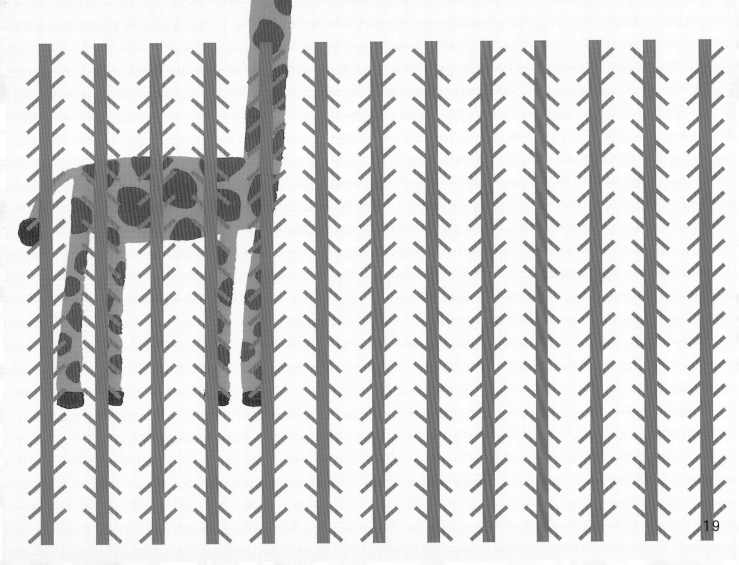

哪一个蓝色的圆比较大呢？

哪个呢？

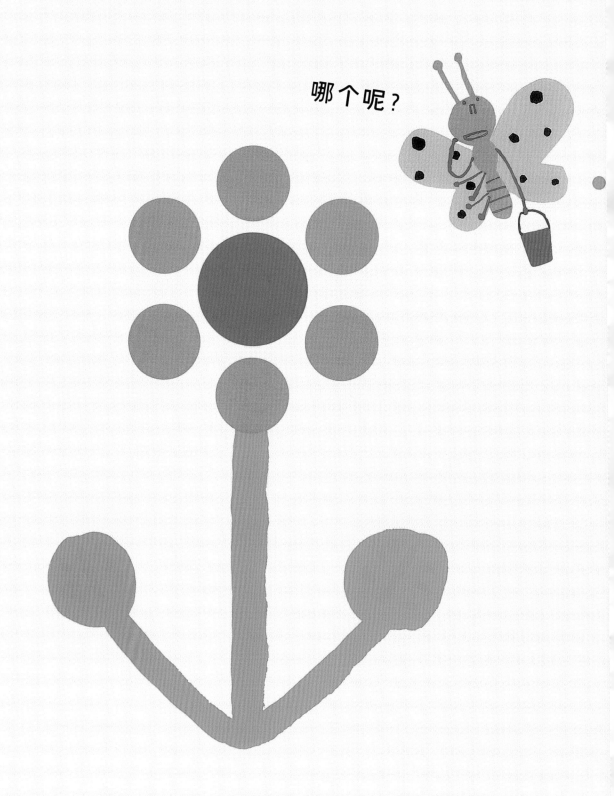

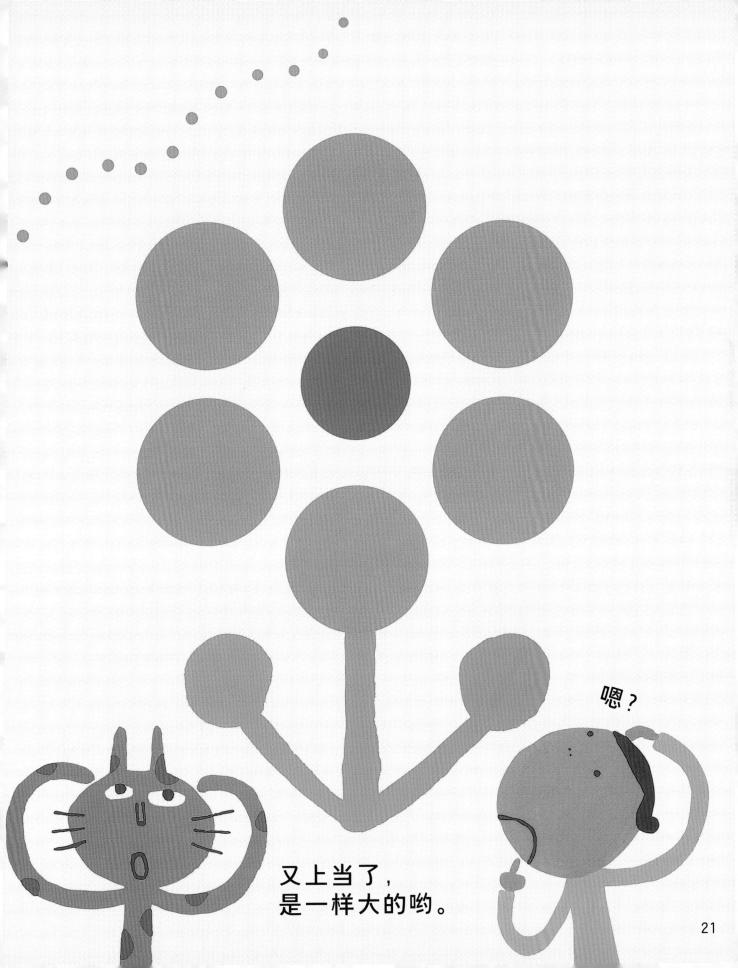

嗯？

又上当了，
是一样大的哟。

白线相交的地方看起来更暗一点儿。

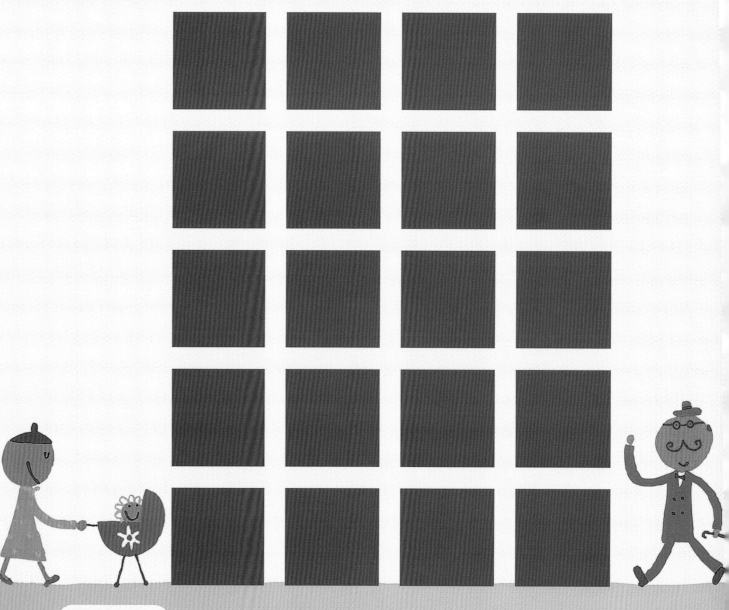

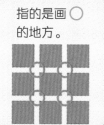

＊ 白色在深色旁边会显得更白。白线相交的地方没有与深色直接挨着，
所以显得暗了，其实它们一样白。

能看到白色的三角形吗？

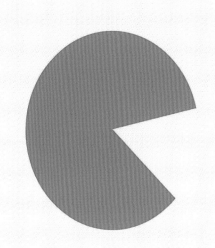

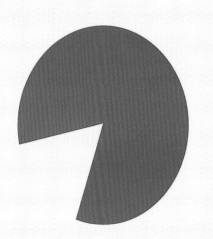

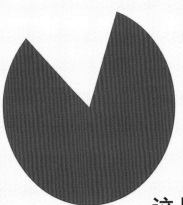

这是眼睛的"小把戏"，让你看到了实际中不存在的图形。

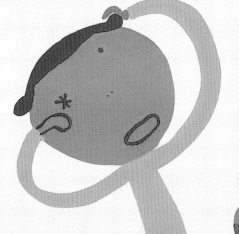

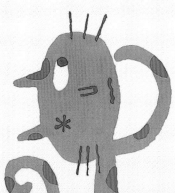

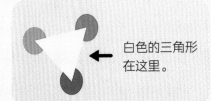

白色的三角形在这里。

这一页看起来一直在动。

双手捧起书，
感觉每个圆圈都在滴溜溜地旋转。

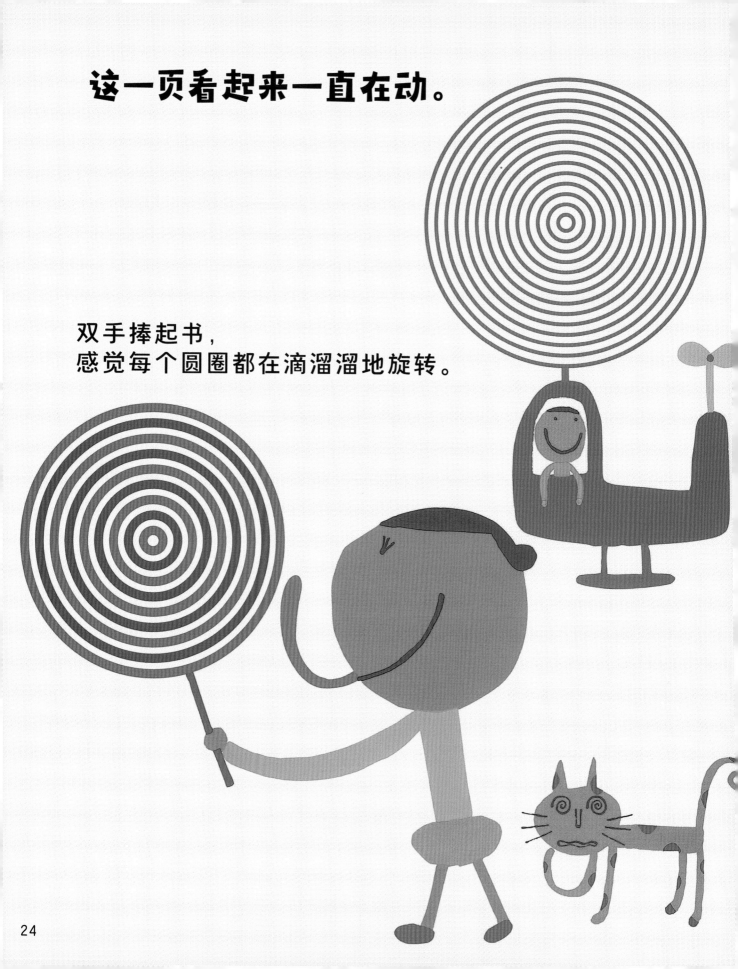

明明是静止的图画，怎么看着看着，
就转动起来了呢？

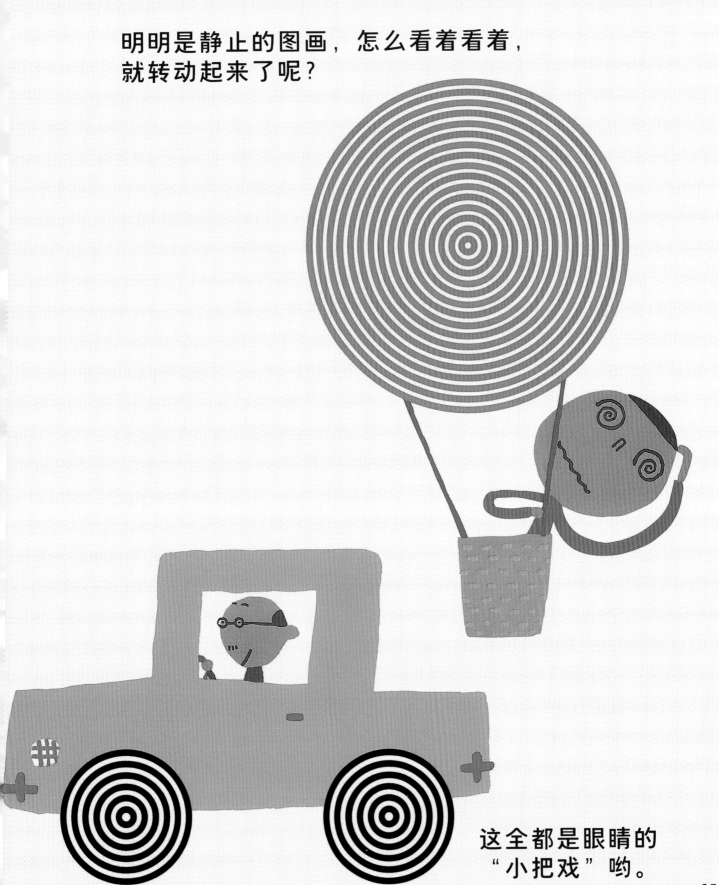

这全都是眼睛的
"小把戏"哟。

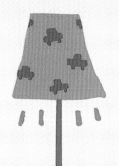

停！不要再做这些伤害眼睛的事了。

在暗处，用错误的姿势看书。

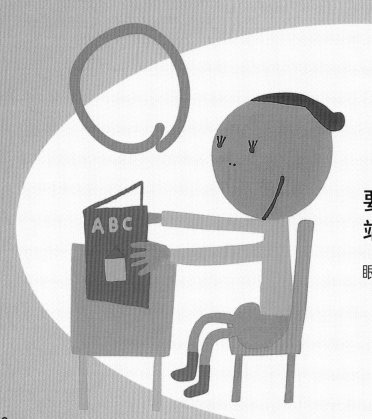

要在光线充足的房间，端正地坐在椅子上读书。

眼睛到书的距离，最好是胳膊那么长。

长时间看电视、
玩游戏。

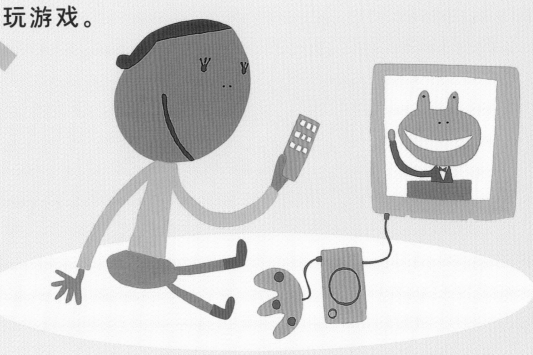

用脏手揉眼睛。

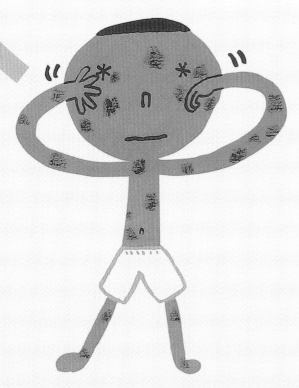

只有保护好眼睛，才能看到更多美好的事物。

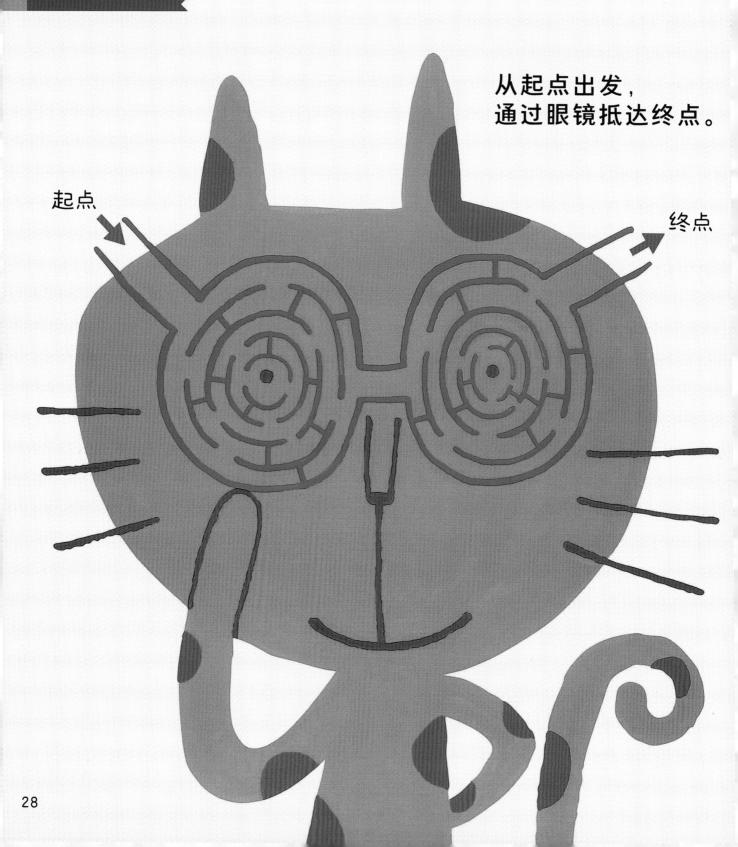

从起点出发，
通过眼镜抵达终点。

起点

终点

身体大发现 我不要生病

便便的奥秘

[日]La Zoo 文 [日]菅原启子 图 史麟萍 译

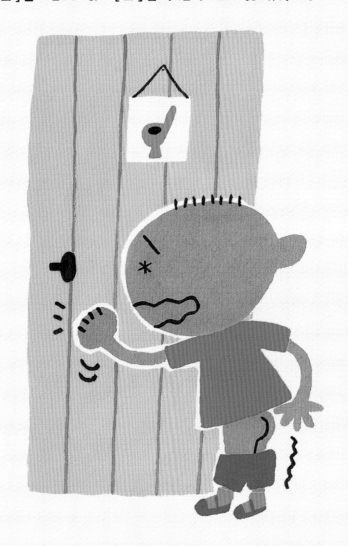

乐乐趣

南京大学出版社

吃下去的食物是香的，

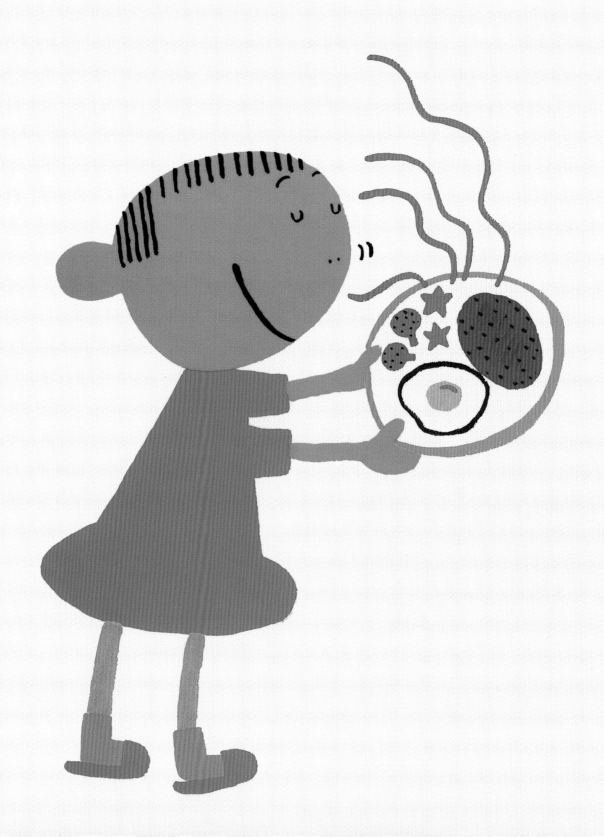

2

拉出来的便便却很臭。

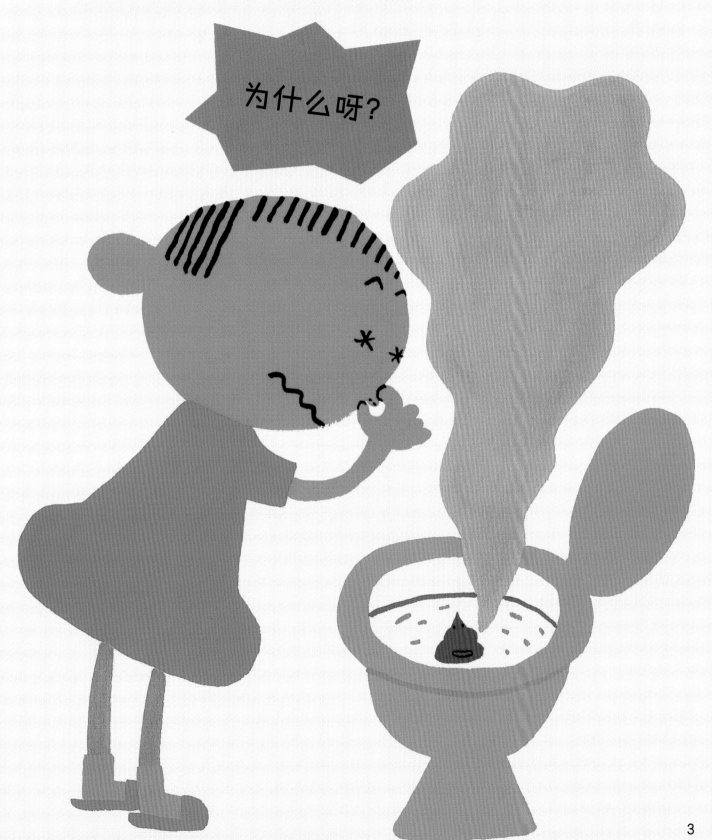

吃下去的草莓是红的，

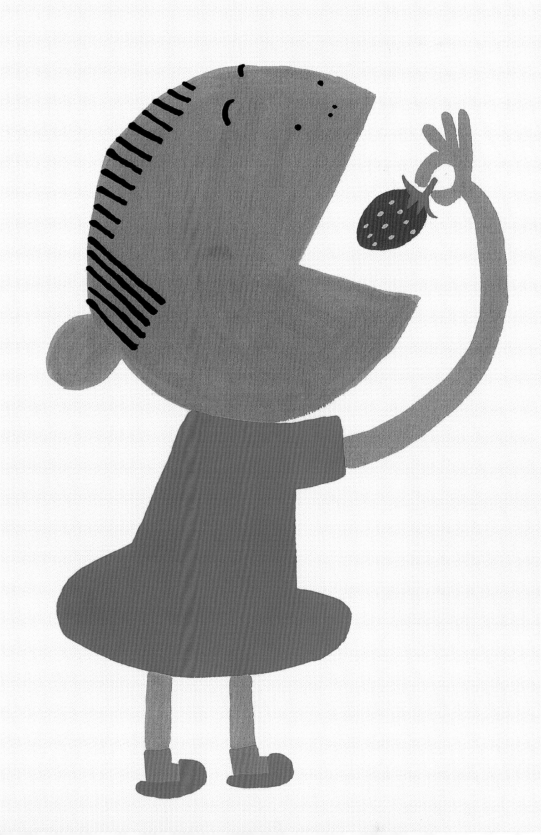

4

拉出来的便便却是
黄褐色的。

为什么呢？

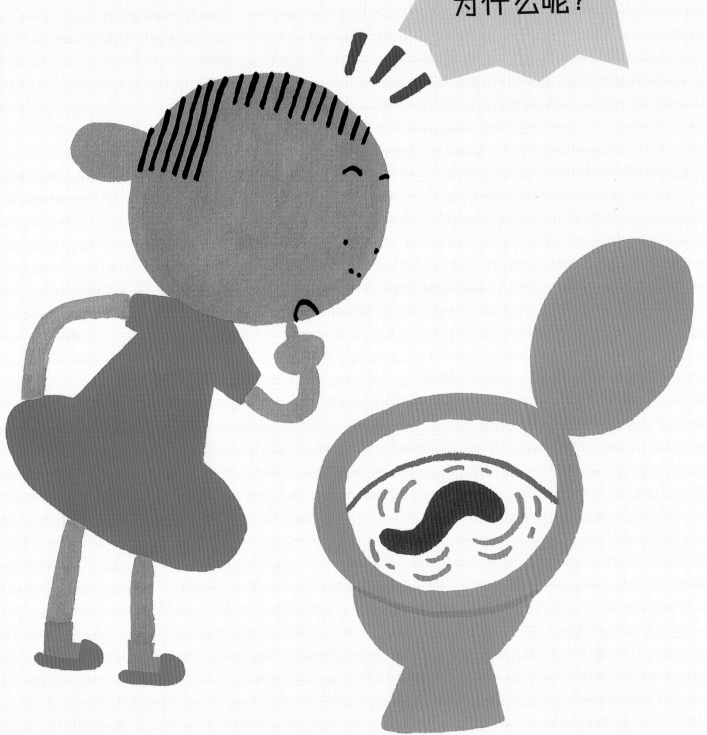

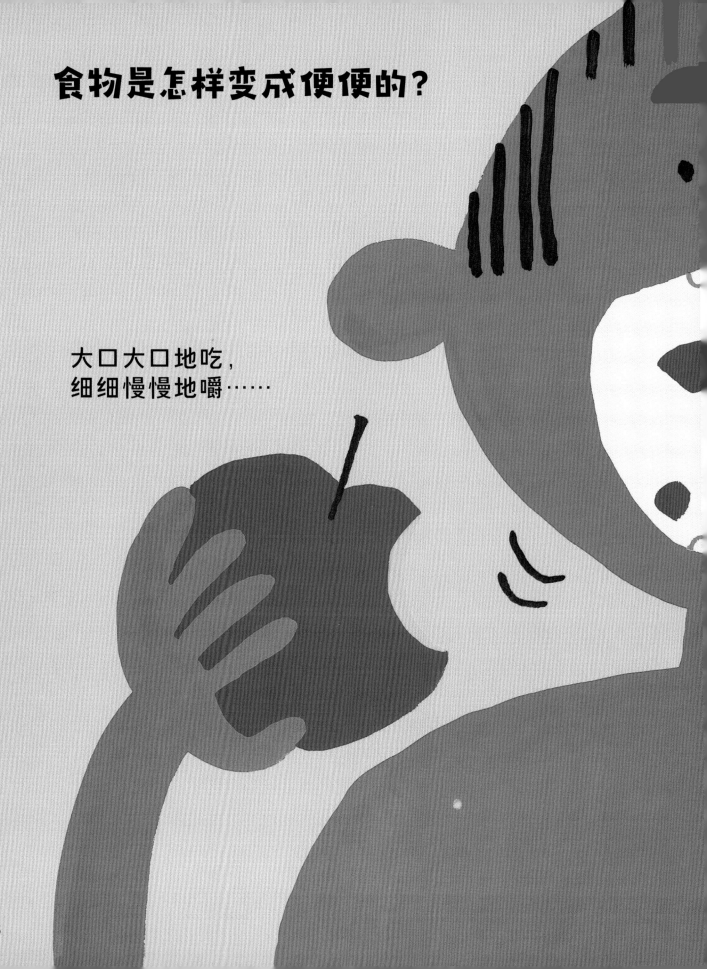

食物是怎样变成便便的？

大口大口地吃，
细细慢慢地嚼……

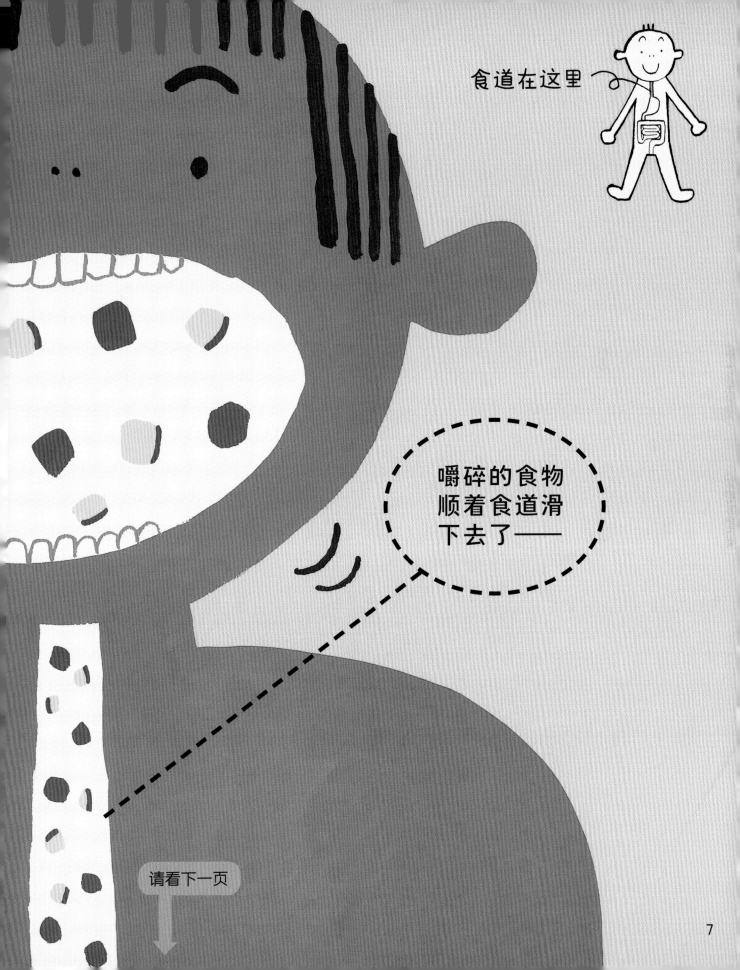

食道在这里

嚼碎的食物
顺着食道滑
下去了——

请看下一页

滑入胃里!

胃不停地工作，把食物搅拌、分解，变得更细更软。

酸酸的胃液能分解食物。

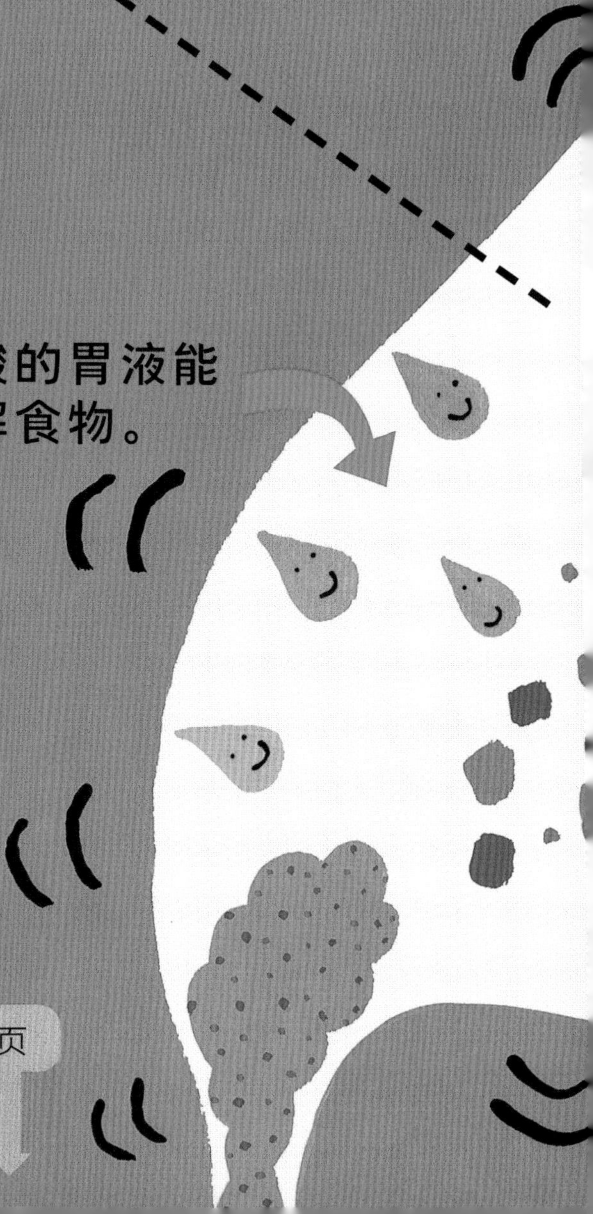

继续看下一页

8

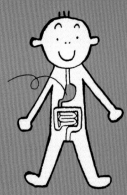

胃在这里

食道

形成像粥一样细细软软的食物。

胃

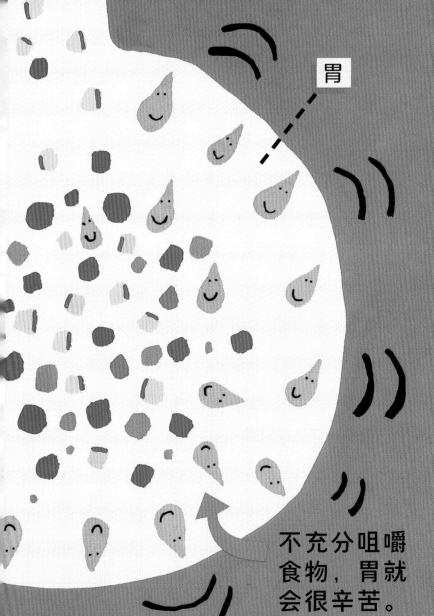

不充分咀嚼
食物，胃就
会很辛苦。

胃像一个袋子。从食道流下来
的食物都被装进胃里。

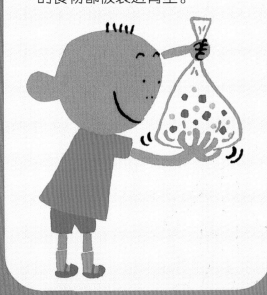

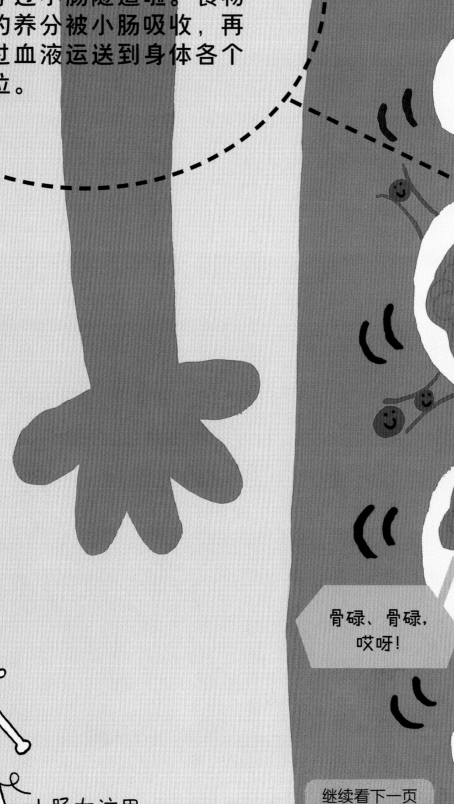

要穿过小肠隧道啦。食物里的养分被小肠吸收，再通过血液运送到身体各个部位。

我是食物残渣。

骨碌、骨碌，哎呀!

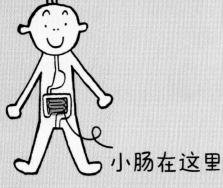

小肠在这里

继续看下一页

要去大肠啦!

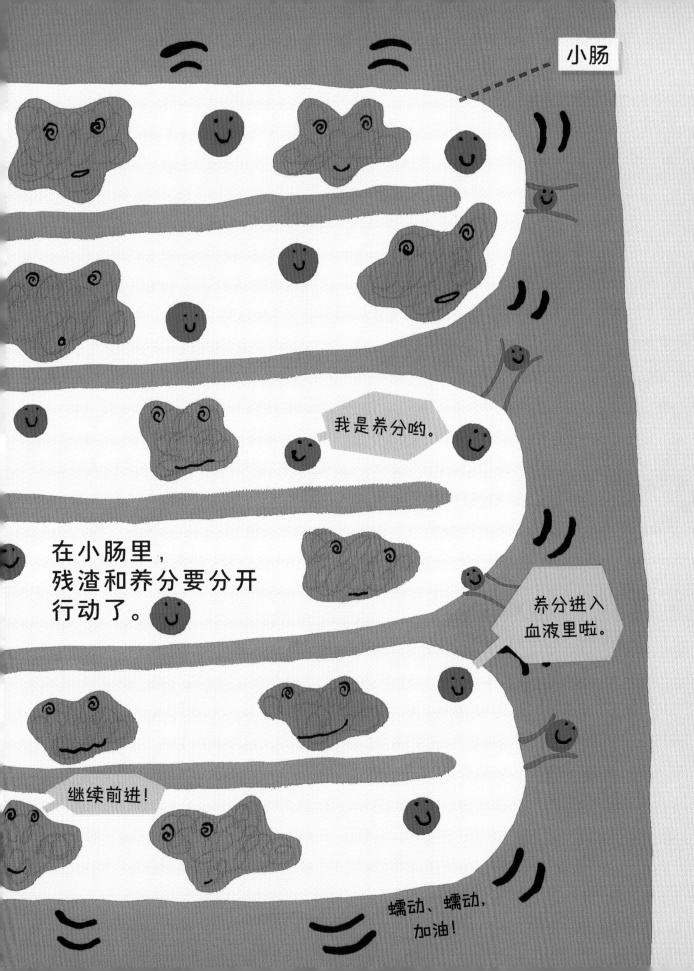

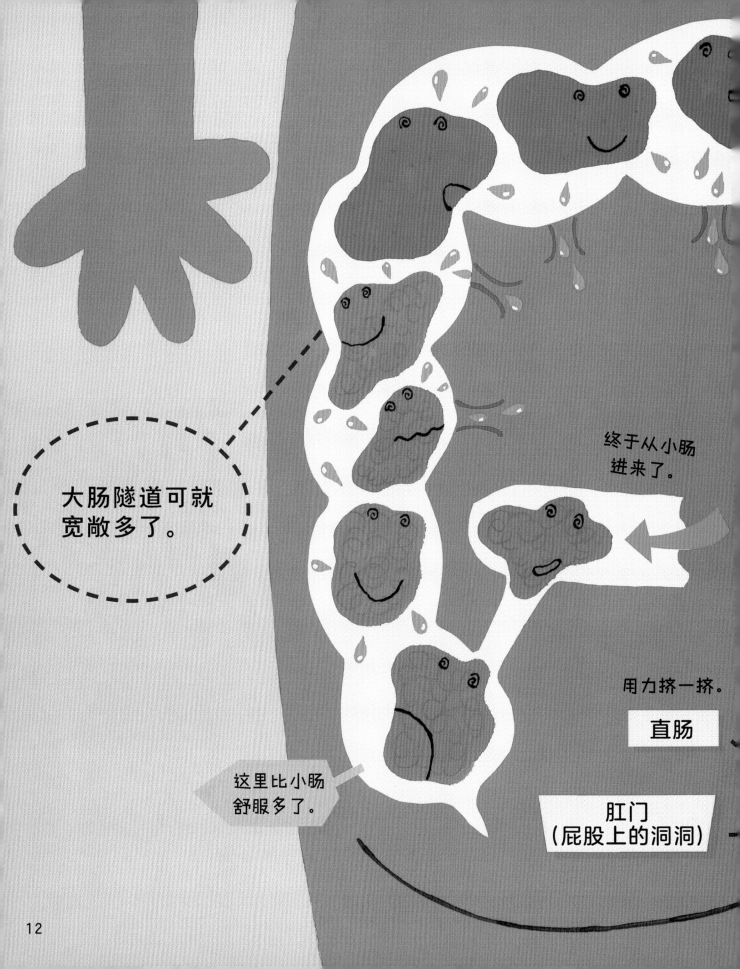

12

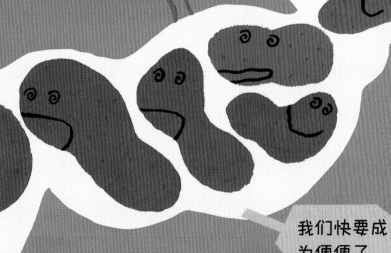

大肠

你能看出来吗？我原来是草莓哟。

大肠吸收掉食物残渣中的水分，将它们变成便便。

我们快要成为便便了。

继续看下一页

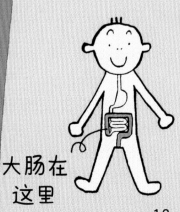

大肠在这里

13

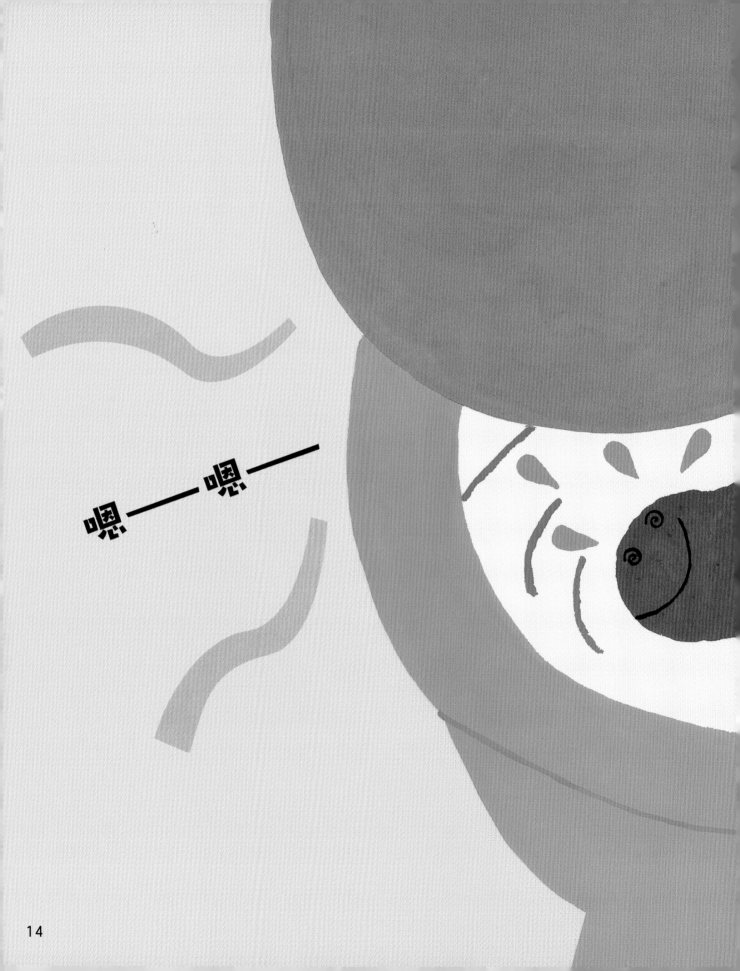

嗯——嗯——

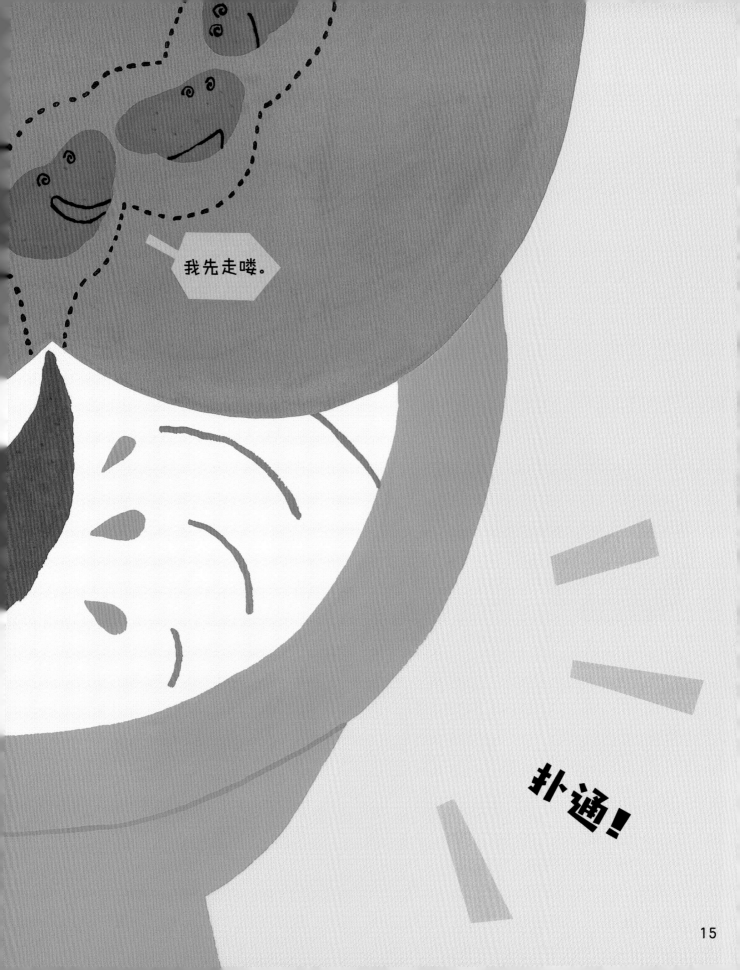

看看便便，可以知道身体是否健康。

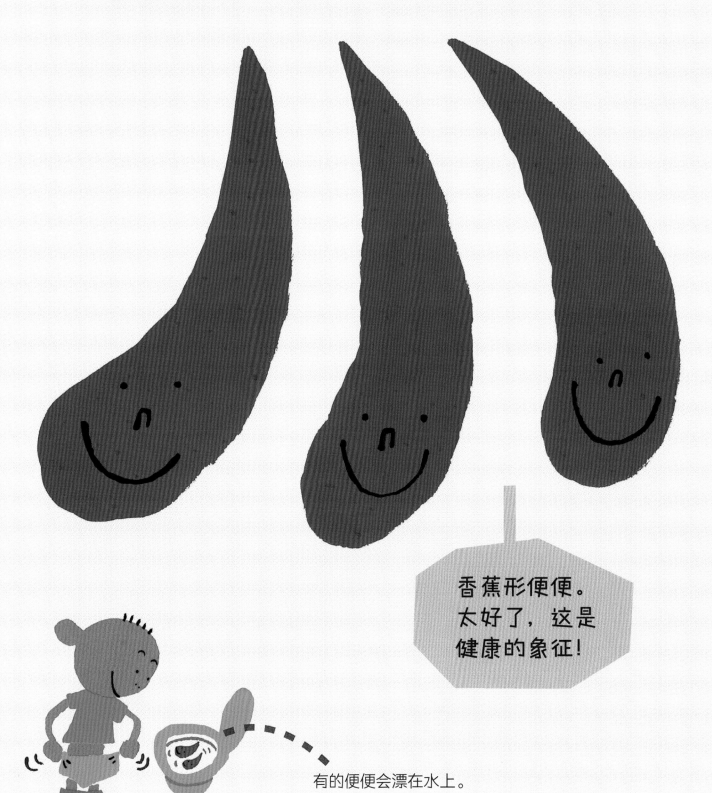

香蕉形便便。
太好了，这是
健康的象征！

有的便便会漂在水上。

16

又干又硬的便便，
这可不太好啊。

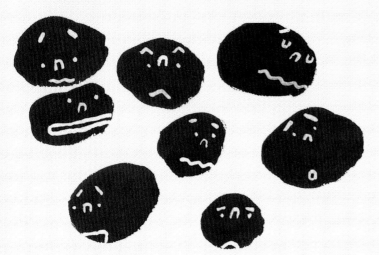

可能是蔬菜和水果吃得不够多，或是想大便的时候却憋着，便便才会变成这样。

稀稀的便便
也不行。

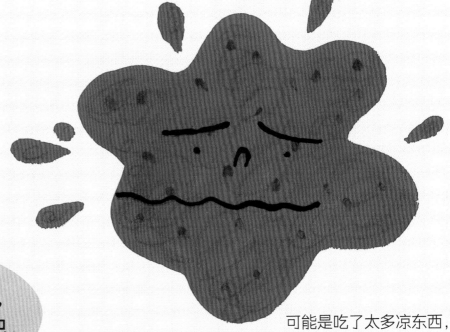

别急着冲走便便，
先看看它的形状吧。

可能是吃了太多凉东西，
或者是生病了。

如何排出健康的便便呢？

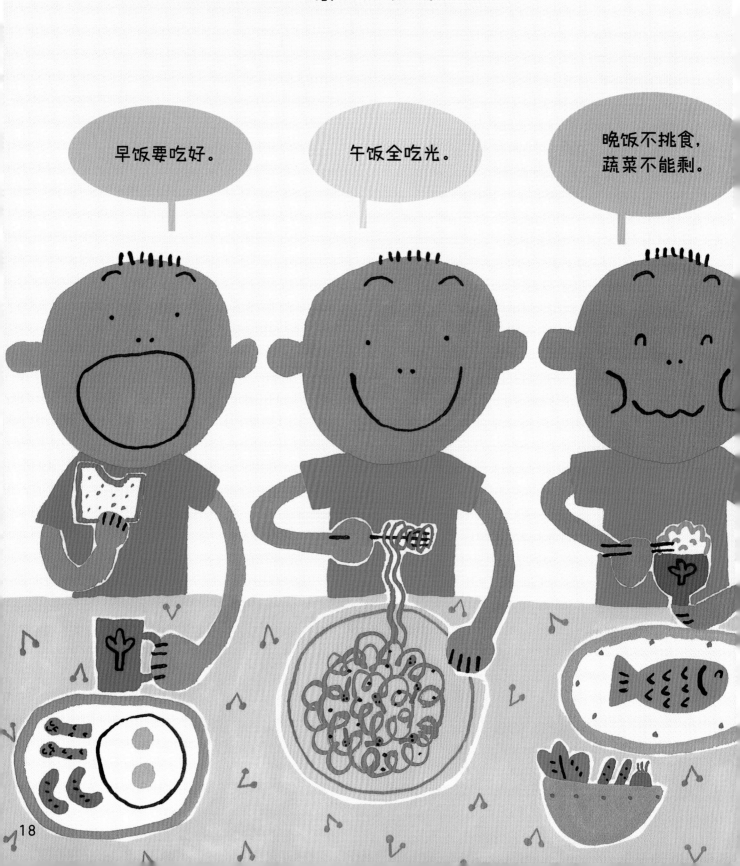

早饭要吃好。

午饭全吃光。

晚饭不挑食，蔬菜不能剩。

看，健康的
香蕉形便便。

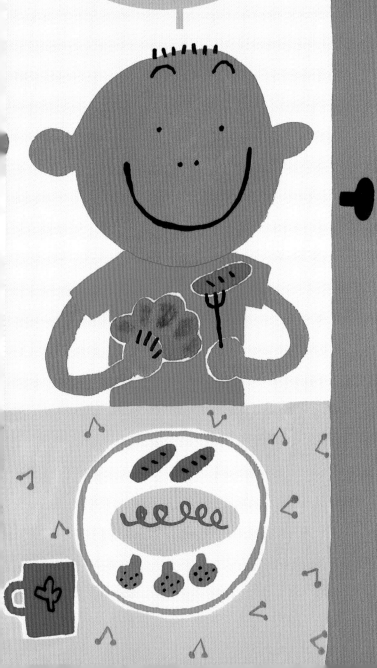

天天都有好胃口。

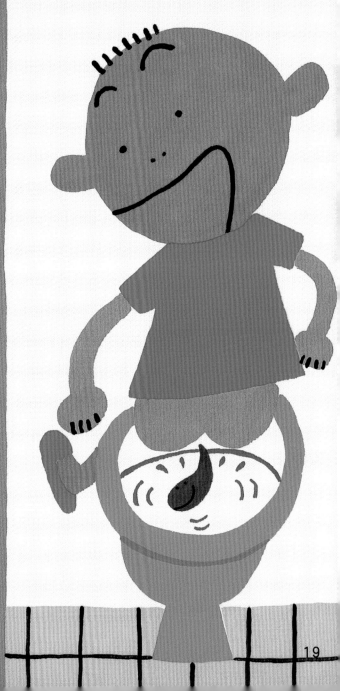

制造便便的管道很长很长。

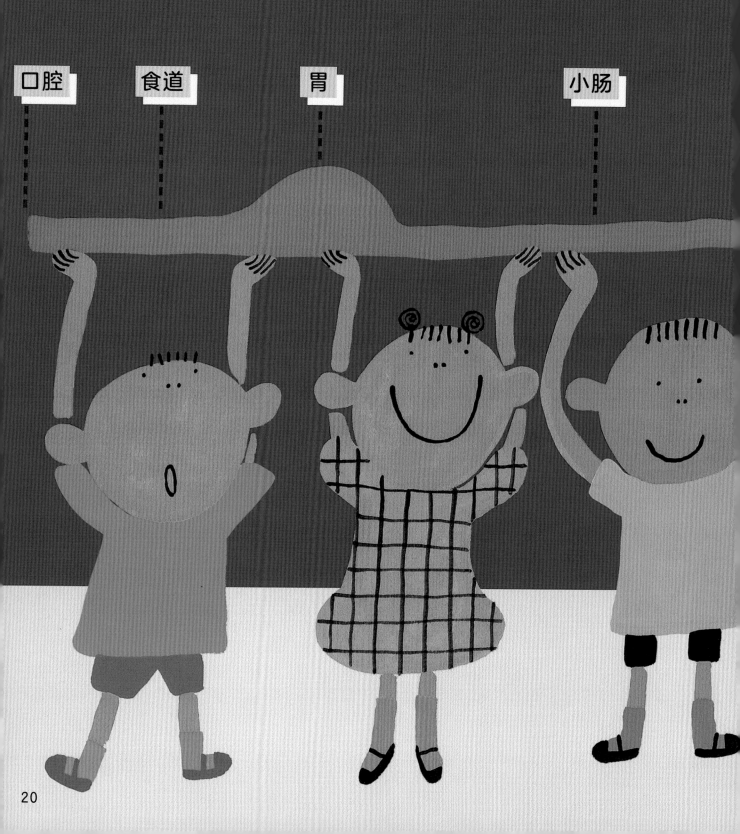

口腔　食道　胃　小肠

这个管道像盘山公路一样，在身体里弯弯绕绕，拉直就会特别长。

大肠

直肠

肛门（屁股上的洞洞）

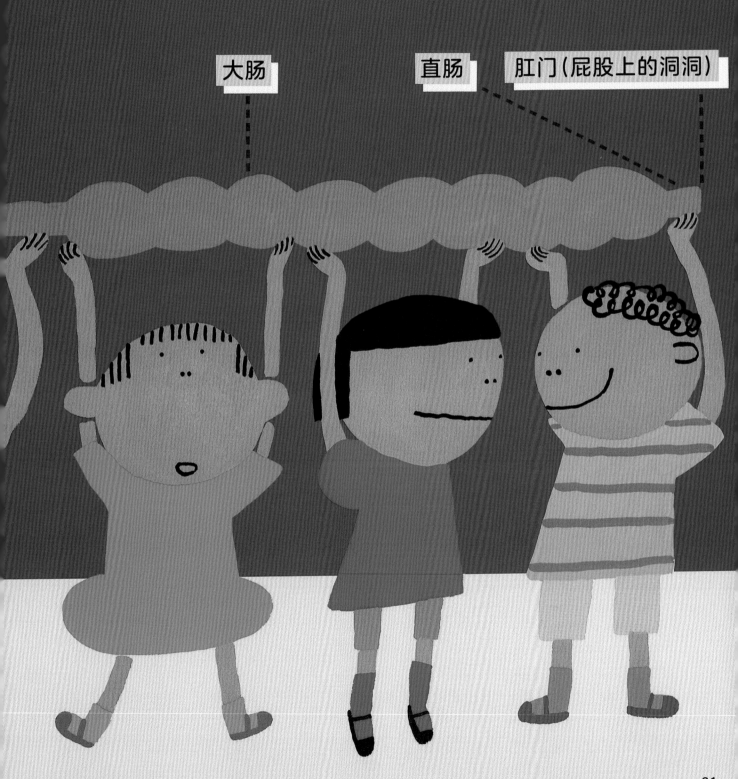

饿的胃像"石头"，
吃饱的胃像"布"。

肚子饿得咕咕叫时，胃就缩成拳头那么大，
就像"石头"一样。

石头

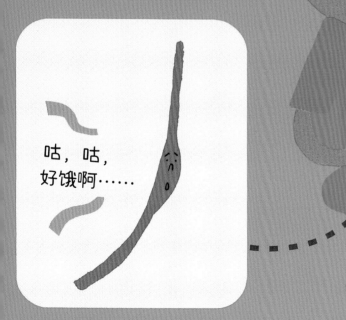

咕，咕，
好饿啊……

肚子吃饱时，胃鼓鼓的，
有手掌那么大，就像"布"
一样。

布

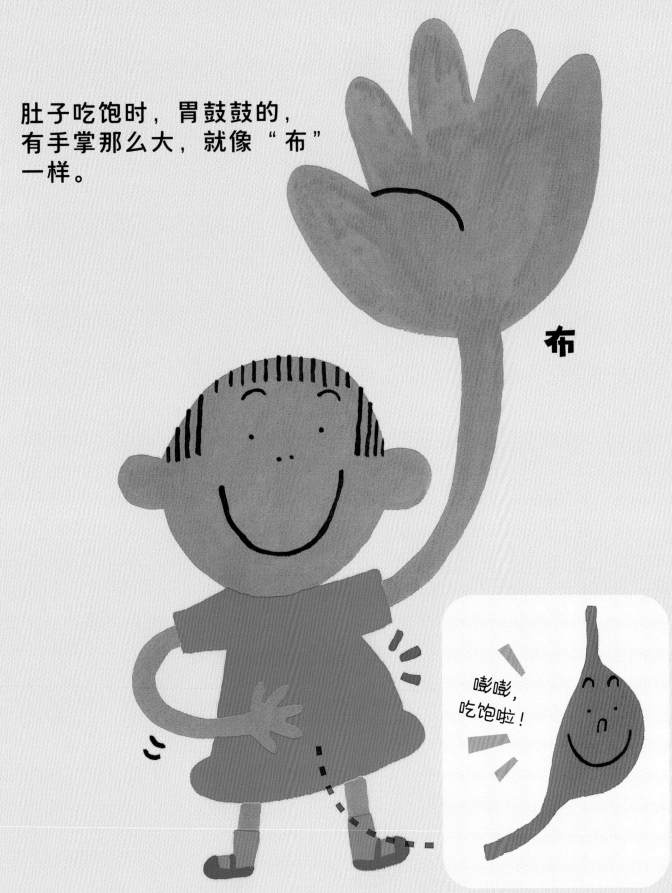

嘭嘭，
吃饱啦！

大便为什么是黄褐色的，还有点儿臭臭的？

黄褐色是因为……

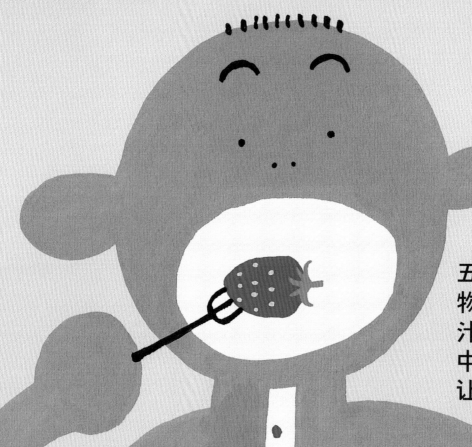

五颜六色的食物混合后被胆汁分解，胆汁中的胆色素会让便便变色。

五颜六色的食物。

胆汁储存在这里。

胆汁的主要作用是帮助消化。

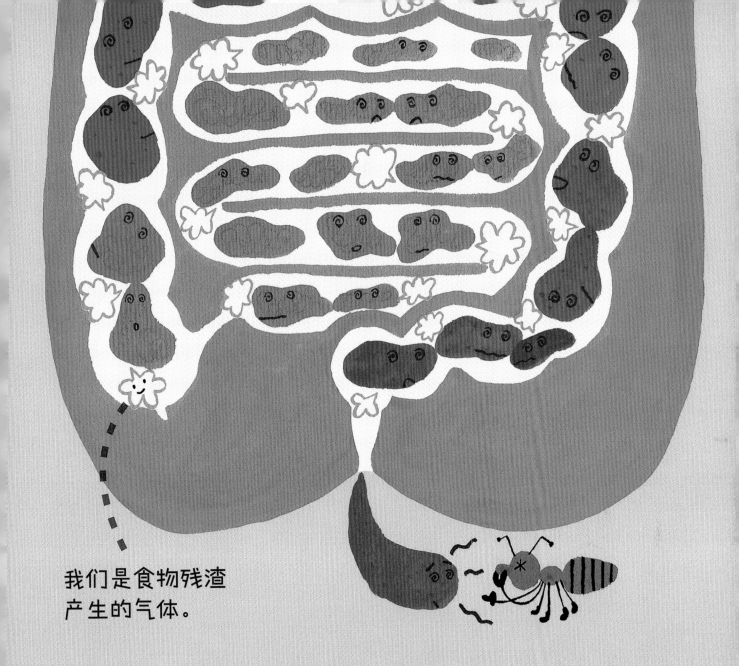

我们是食物残渣
产生的气体。

臭臭的气味来自……

食物里的蛋白质被分解后，会产生
有臭味的气体，所以大便闻起来是
臭臭的。

为什么会打嗝?

因为你把空气吃进肚子里了。

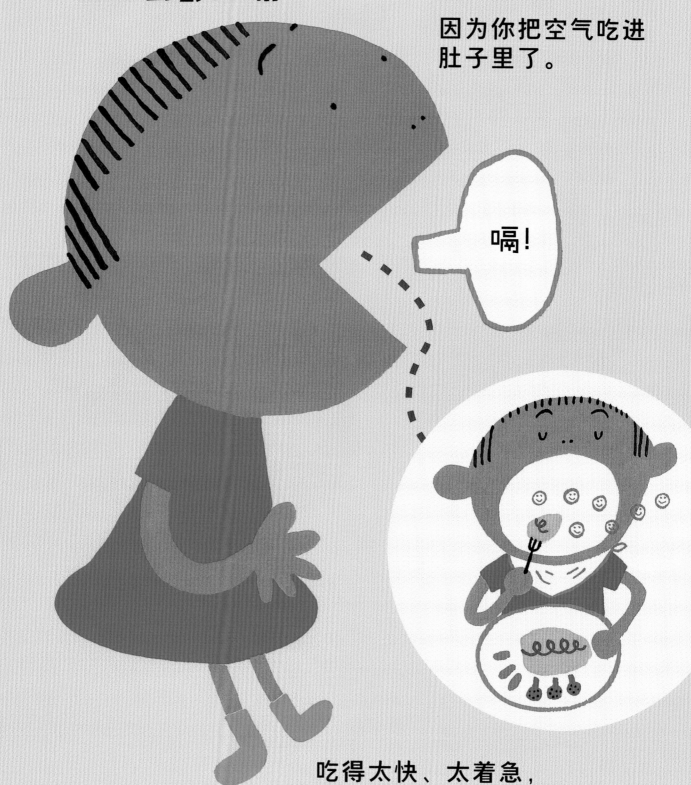

吃得太快、太着急,
会把空气吃进肚子里。

为什么会放屁？

屁是来自肚子的气体。

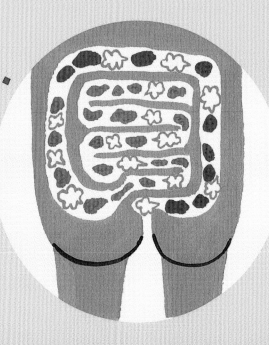

噗！

肚子在消化食物的时候也会产生气体，不排出去的话，对身体可不好哟。

是谁在恶作剧，把擦屁屁的卫生纸弄乱了？
快帮我找到它！

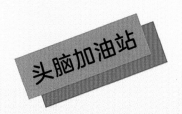

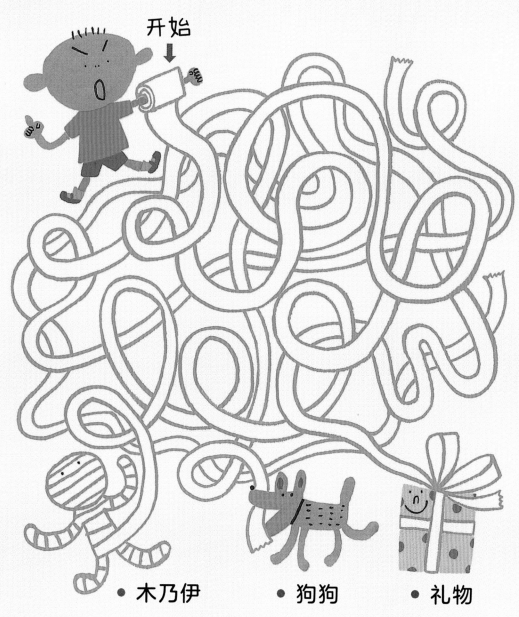

身体大发现 我不要生病

为什么会疼？

[日]LaZOO 文 [日]菅原启子 图 史麟萍 译

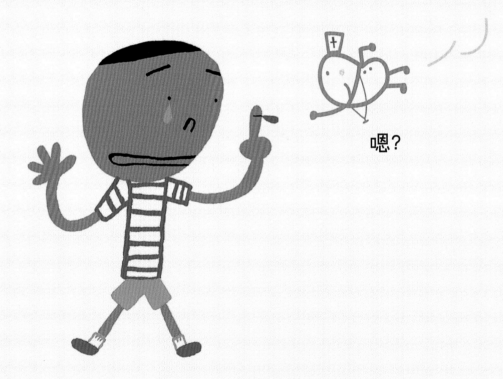

嗯？

呜呜，为什么这么疼……

乐乐趣

南京大学出版社

什么时候会感到疼？

摔倒时。

疼！疼！疼！

很多时候……

划伤手时。

好疼哟！

手被门夹住时。

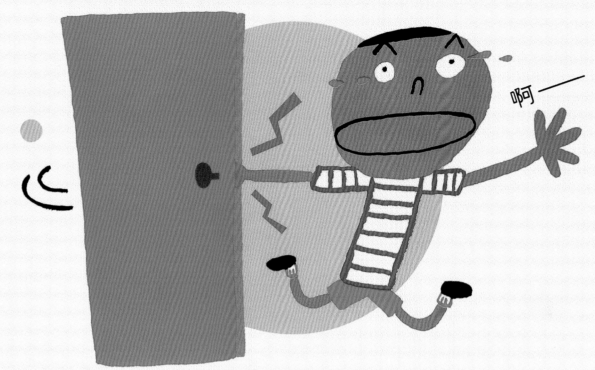

啊——

和别人撞到一起时。

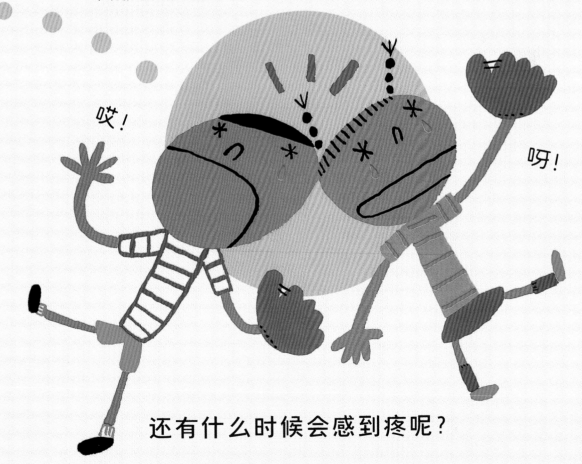

哎！

呀！

还有什么时候会感到疼呢？

没有受伤，为什么会感到疼呢？

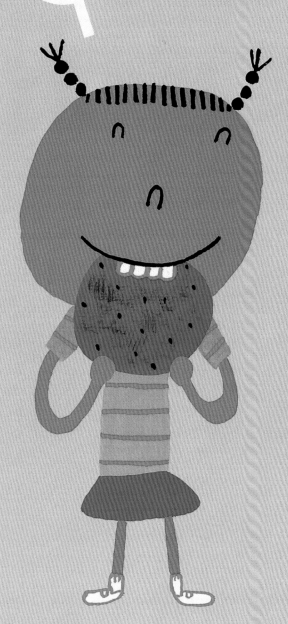

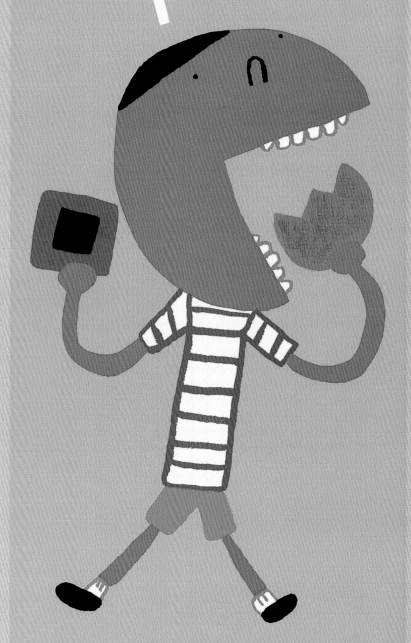

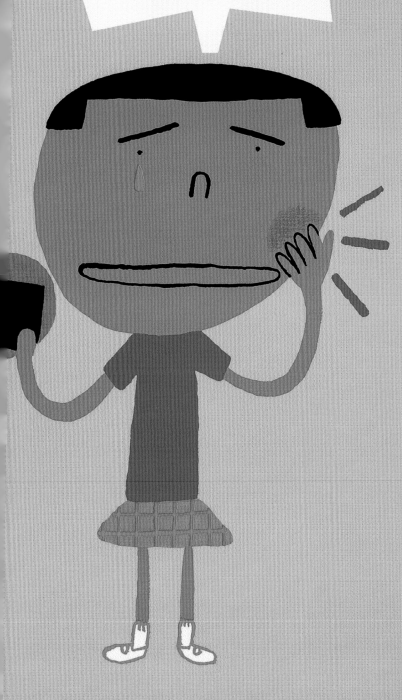

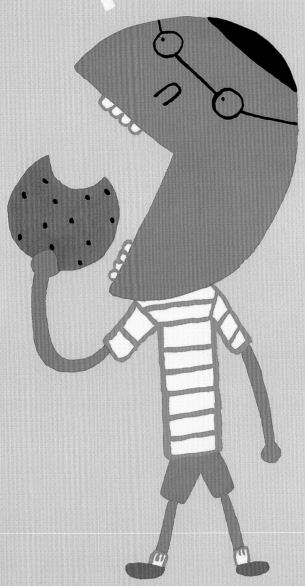

张开嘴巴，看看里面怎么了。

牙齿为什么变黑了？

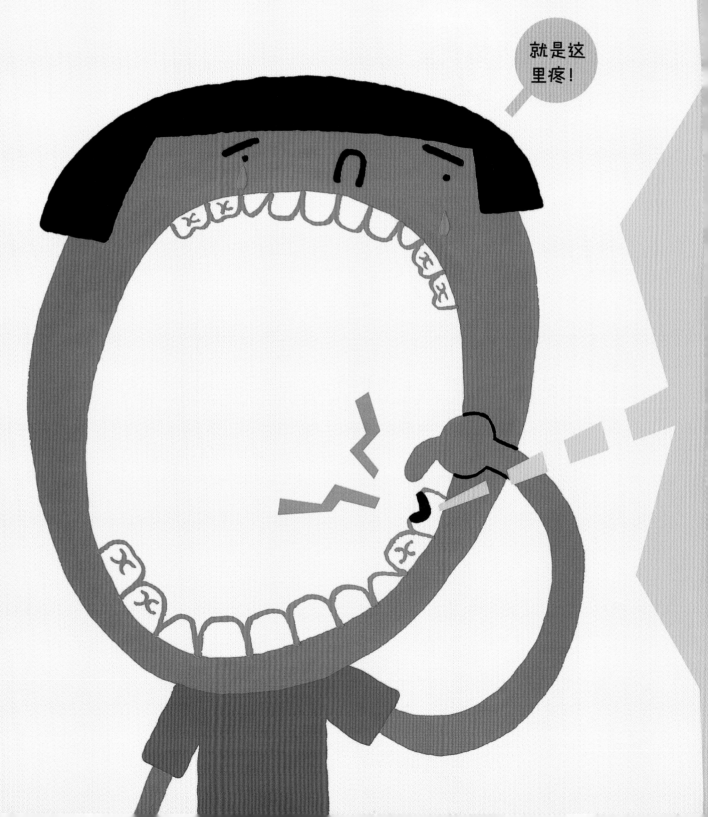

就是这里疼！

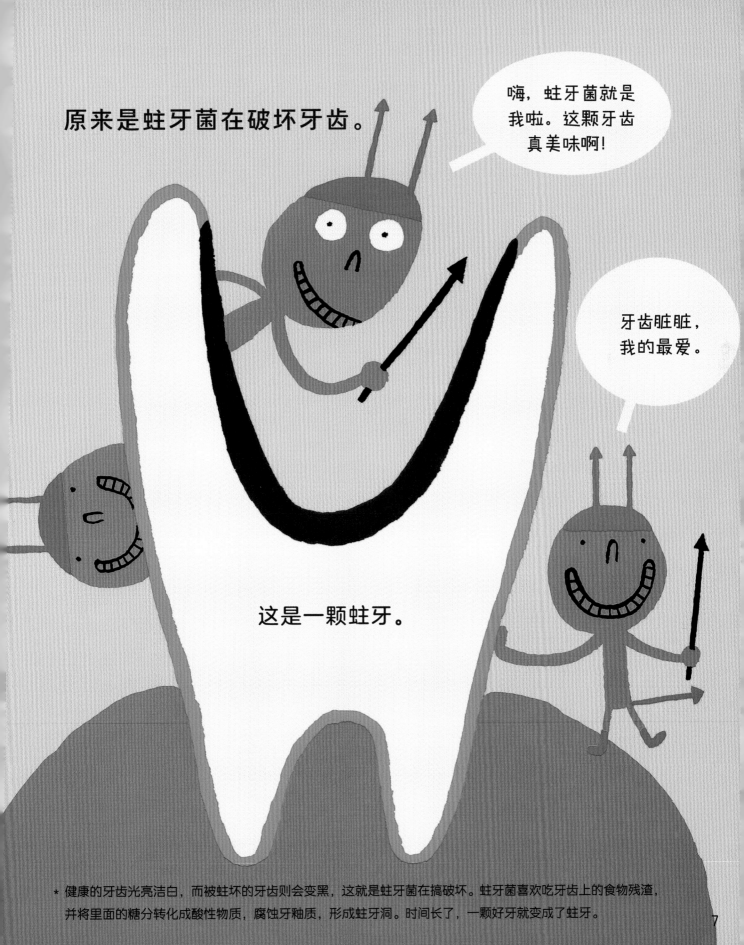

原来是蛀牙菌在破坏牙齿。

嗨，蛀牙菌就是我啦。这颗牙齿真美味啊！

牙齿脏脏，我的最爱。

这是一颗蛀牙。

* 健康的牙齿光亮洁白，而被蛀坏的牙齿则会变黑，这就是蛀牙菌在搞破坏。蛀牙菌喜欢吃牙齿上的食物残渣，
并将里面的糖分转化成酸性物质，腐蚀牙釉质，形成蛀牙洞。时间长了，一颗好牙就变成了蛀牙。

牙齿上的洞越来越深，

虽然牙齿变黑了，但是并不疼。

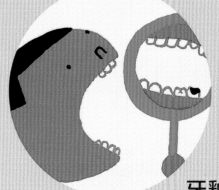

喝水时感到刺痛。

牙釉质
牙齿的保护层。

牙本质
牙齿的主体。

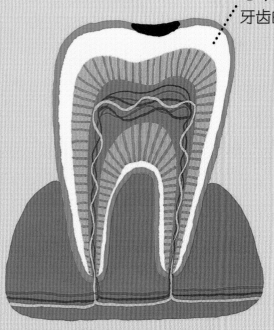

一开始，蛀牙洞浅浅的，还不会让人感到疼。
若不及时保护，蛀牙洞就会变深。

给牙齿来点腐蚀液。

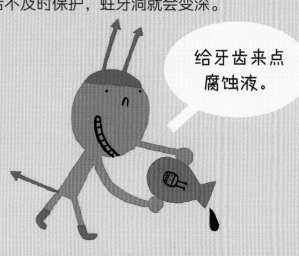

如果蛀牙洞深入到牙本质，那么喝水或吃凉东西时就会感到疼痛。

美餐一顿吧！

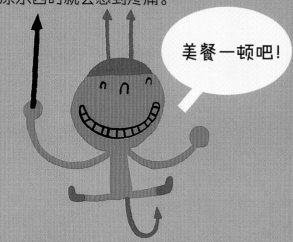

就会变成严重的蛀牙。

不吃不喝也觉得疼。

疼得脸都肿了！呜呜呜……

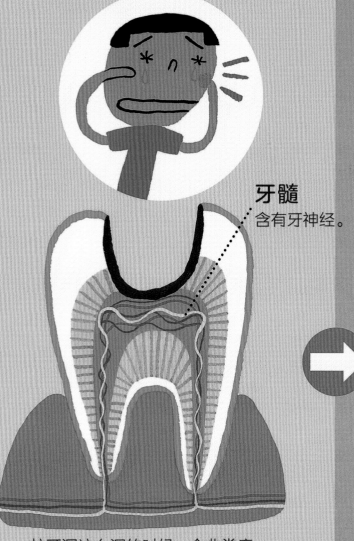

牙髓
含有牙神经。

蛀牙洞这么深的时候，会非常疼。

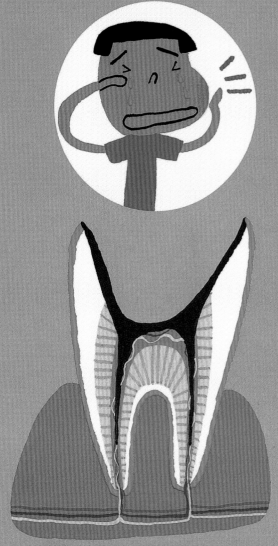

牙齿被蛀空，已经疼得受不了啦。

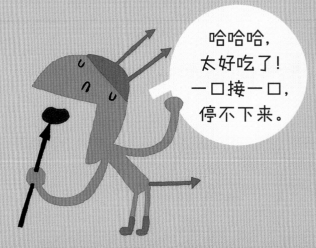

哈哈哈，太好吃了！一口接一口，停不下来。

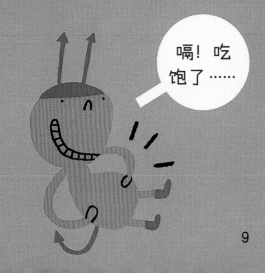

嗝！吃饱了……

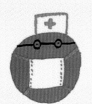

牙齿太疼了，
赶快找牙医帮忙吧！

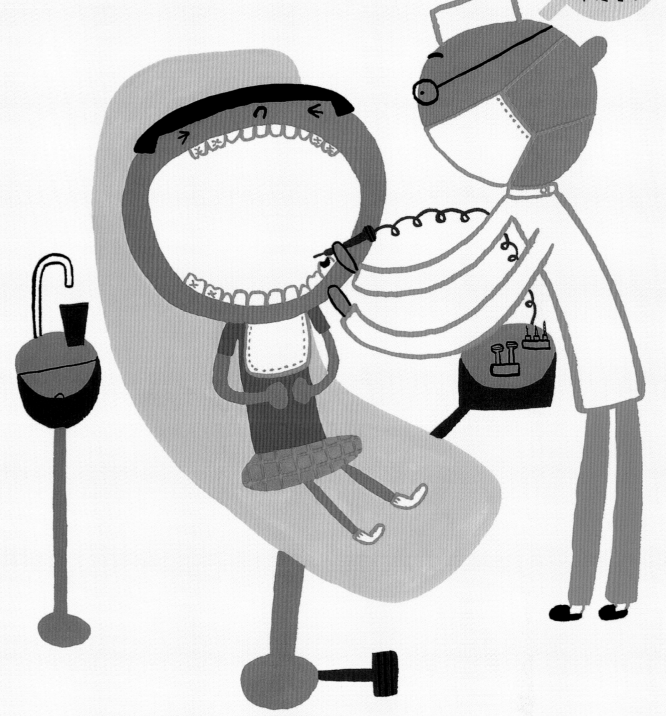

* 如果小朋友的乳牙被蛀了，还会影响恒牙的生长。

这样做，
牙齿就不疼啦！

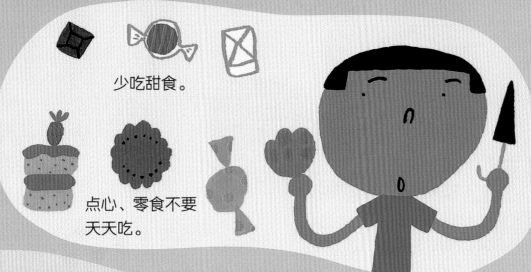

少吃甜食。

点心、零食不要
天天吃。

早起刷牙，晚上睡
觉前也要刷牙。

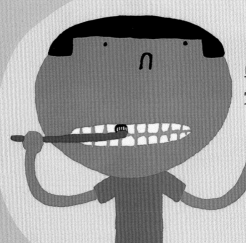

哎呀，我没有
东西吃了。

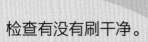

检查有没有刷干净。

认认真真刷到每一个
角落。牙齿的内侧也
不要忘记。

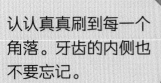

11

有时候肚子也会莫名其妙
疼起来。

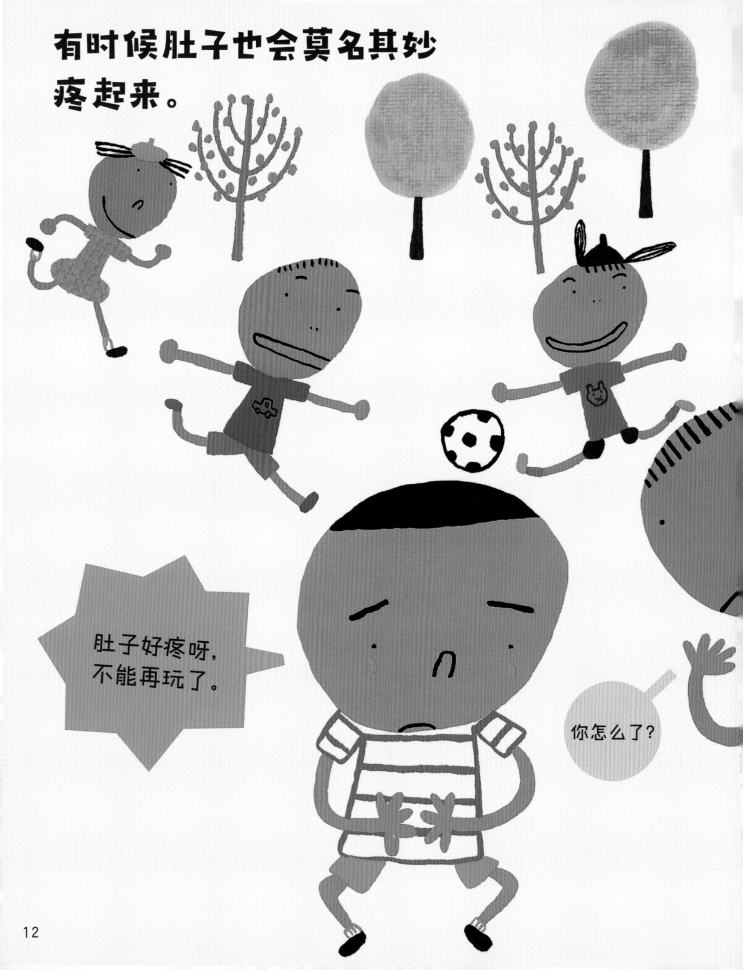

肚子好疼呀，
不能再玩了。

你怎么了？

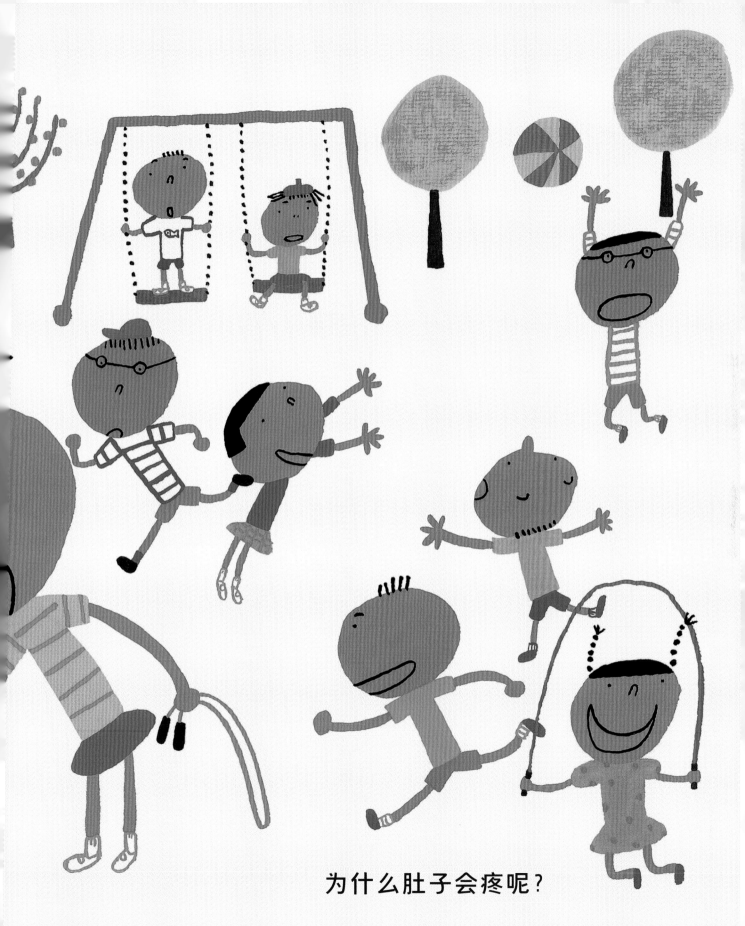

为什么肚子会疼呢？

想一想，是不是——

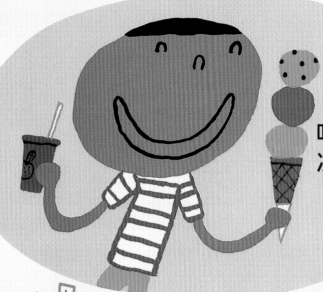

吃了好多
凉的东西。

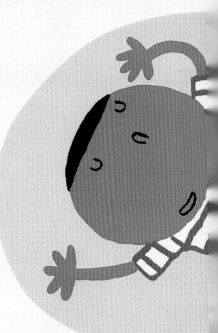

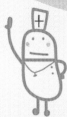

一下子吃很多凉的东西，肚子也变得
凉凉的，才会疼。

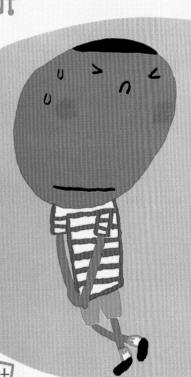

想去厕所，
但憋着不去。

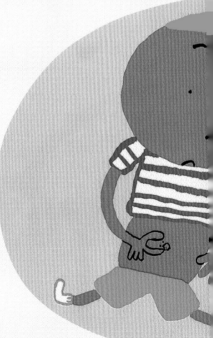

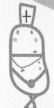

憋着对身体不好，想上厕所的时候
就赶紧去吧。

14

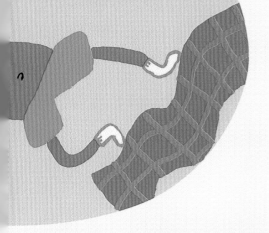

露着肚子睡觉。

肚子着凉就会疼。睡觉要盖好被子哟。

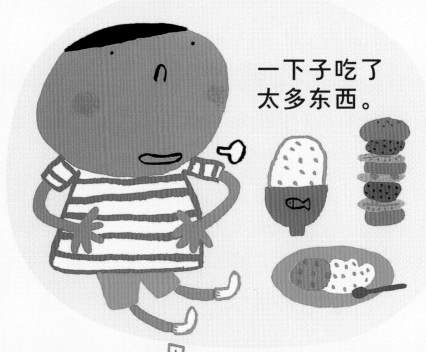

一下子吃了太多东西。

吃得急，吃得多，肚子会受不了的。应该慢慢吃，适量吃。

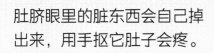

抠肚脐眼里的脏东西。

肚脐眼里的脏东西会自己掉出来，用手抠它肚子会疼。

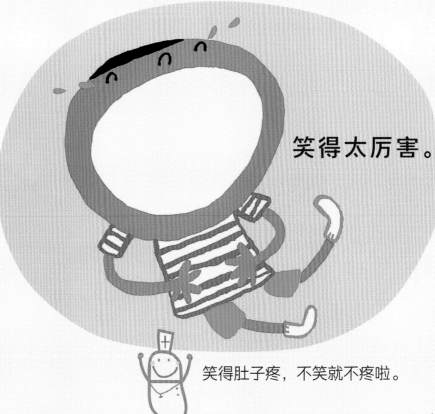

笑得太厉害。

笑得肚子疼，不笑就不疼啦。

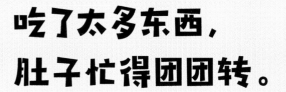

吃了太多东西，
肚子忙得团团转。

胆囊

储存胆汁，分解食物
中的油脂。

都来不及
好好消化了！

小肠

吸收食物中的营养。

啊，干不动了！

* 暴饮暴食后肚子疼，很有可能是急性胃肠炎发作了。
如果肚子非常突然地疼起来，也有急性阑尾炎、肠梗
阻或胆结石的可能性，需要马上去医院。

胃
消化食物。

还有？
太多了！

胰脏
分泌胰液，帮助
消化食物。

我要罢工！

大肠
吸收食物中的水分。

肚子是在用疼痛向你抗议：
"别再这么吃了！"

发烧、流鼻涕的时候，
头也会跟着疼。

这又是为什么呢？

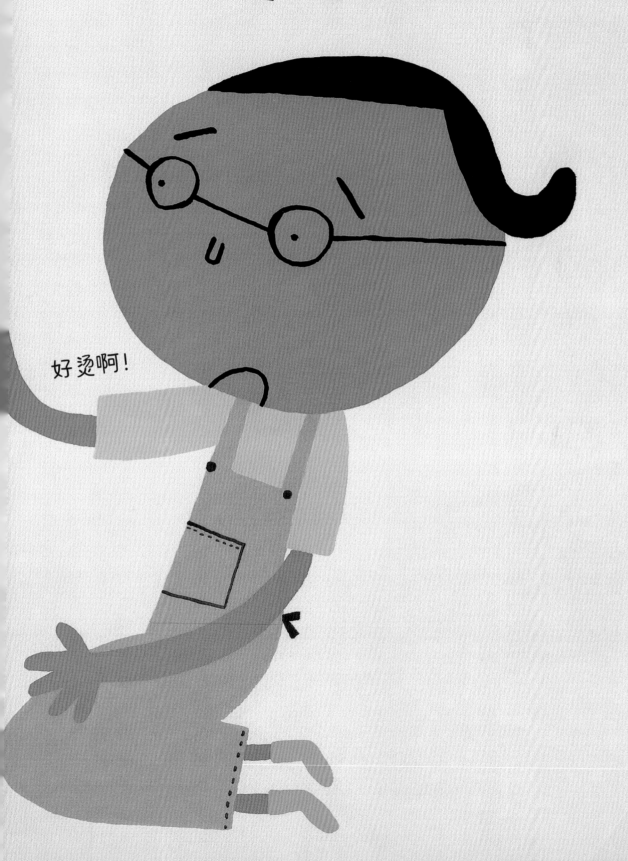

好烫啊！

因为病毒和细菌跑进了身体里，身体生病了。

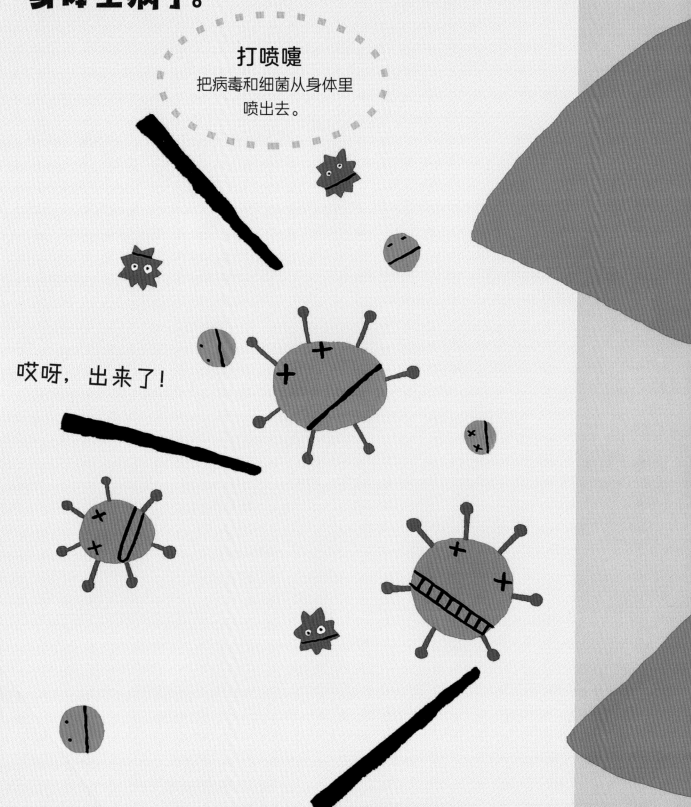

打喷嚏
把病毒和细菌从身体里喷出去。

哎呀，出来了！

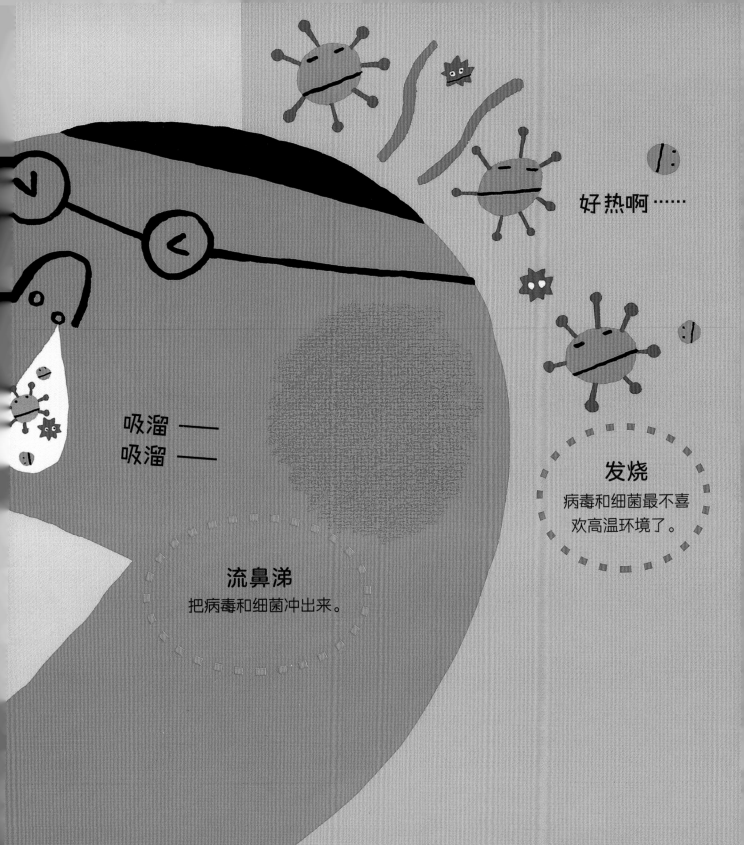

好热啊……

吸溜 ——
吸溜 ——

发烧
病毒和细菌最不喜
欢高温环境了。

流鼻涕
把病毒和细菌冲出来。

出现这些症状，说明身体正在
和病毒、细菌作战。

你可以这样做……

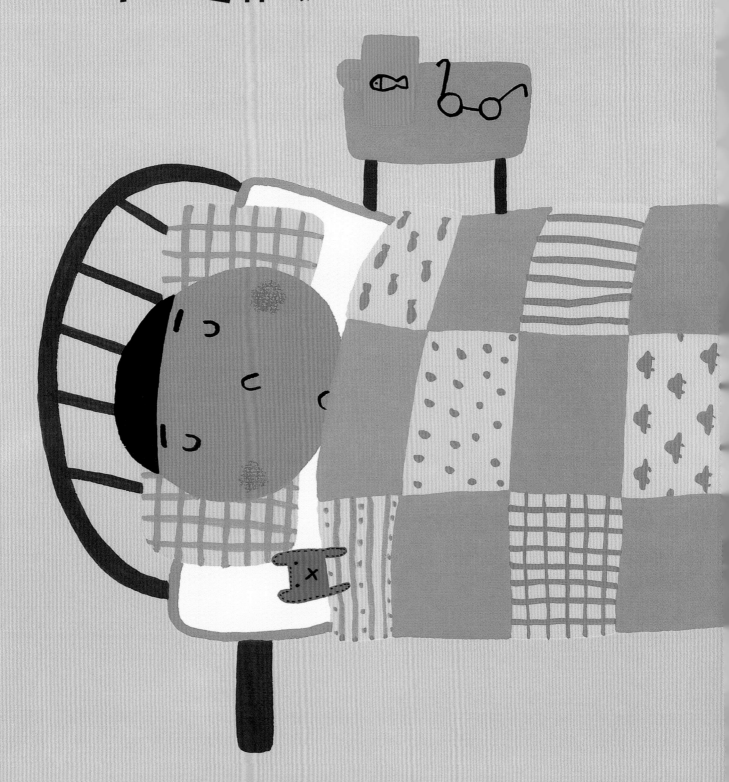

* 感冒时的"良药"就是补充水分、好好休息。可以吃些面条、酸奶等好消化
又不刺激喉咙的食物。

多喝热水，好好吃饭，
然后安安静静地休息。

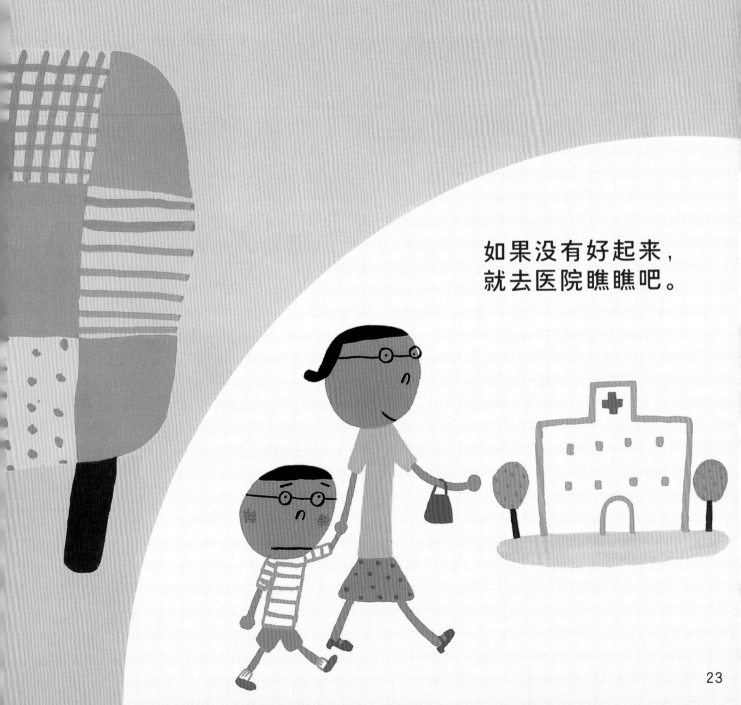

如果没有好起来，
就去医院瞧瞧吧。

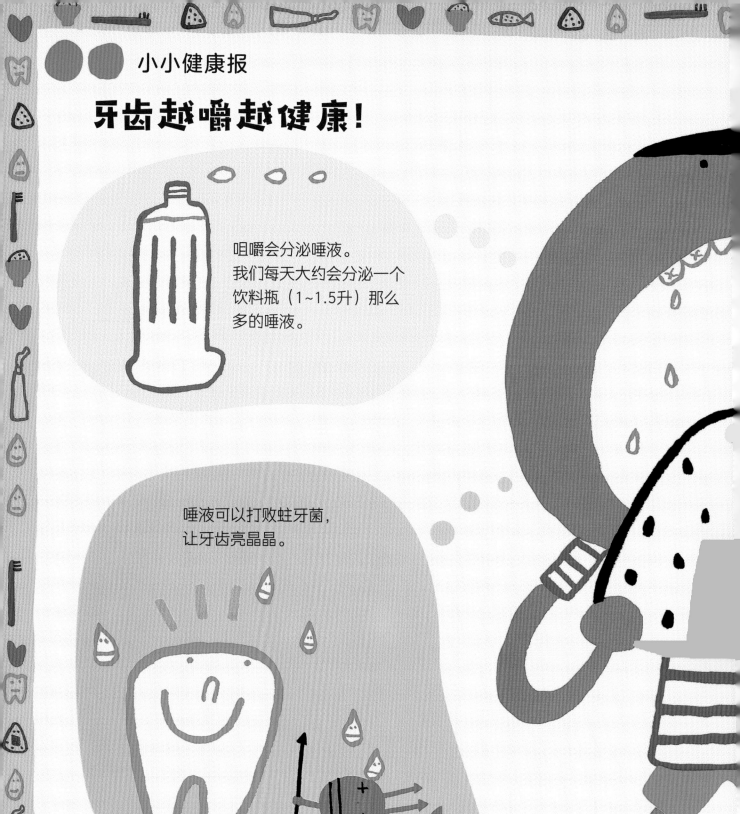

牙齿越嚼越健康！

咀嚼会分泌唾液。
我们每天大约会分泌一个
饮料瓶（1~1.5升）那么
多的唾液。

唾液可以打败蛀牙菌，
让牙齿亮晶晶。

 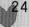

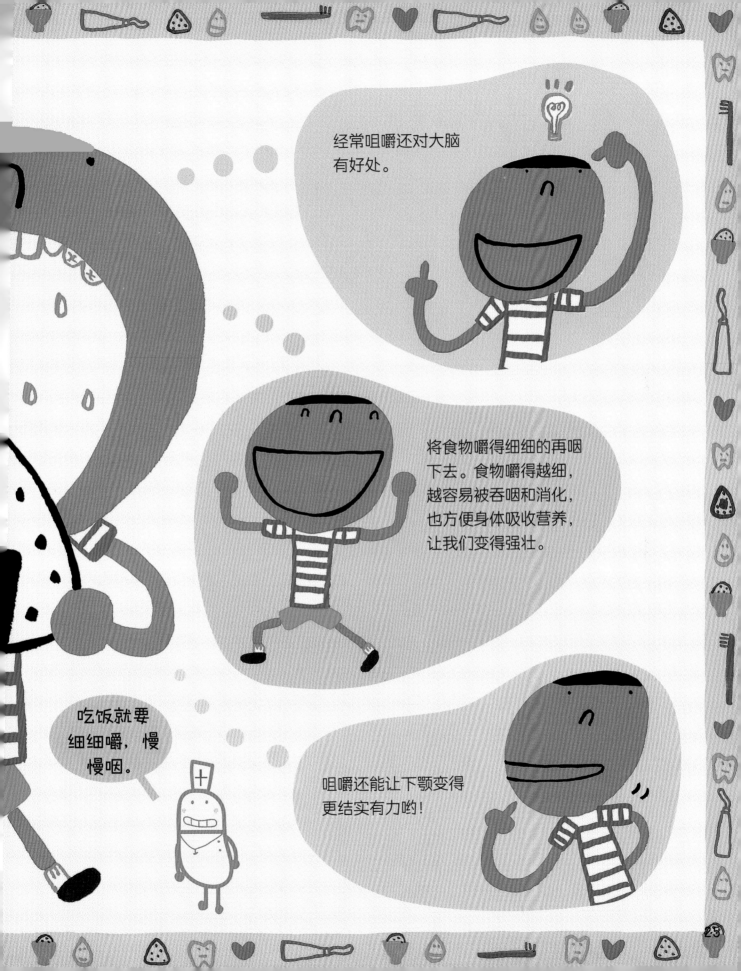

经常咀嚼还对大脑有好处。

将食物嚼得细细的再咽下去。食物嚼得越细，越容易被吞咽和消化，也方便身体吸收营养，让我们变得强壮。

吃饭就要细细嚼，慢慢咽。

咀嚼还能让下颚变得更结实有力哟！

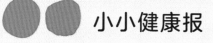 小小健康报

健康自我评测表

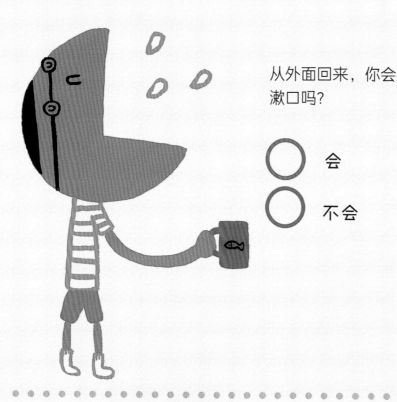

从外面回来，你会漱口吗？

○ 会

○ 不会

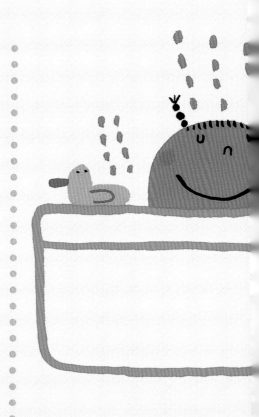

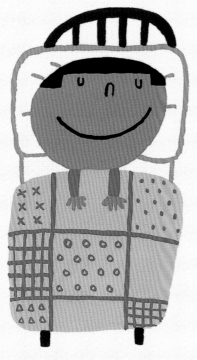

你每天都坚持早睡早起吗？

○ 会

○ 不会

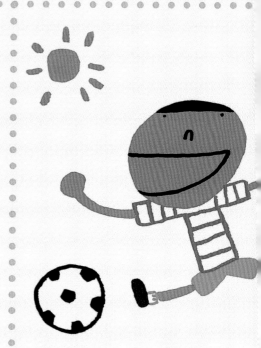

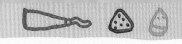
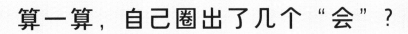

算一算，自己圈出了几个"会"？

你会经常洗澡吗？

◯ 会
◯ 不会

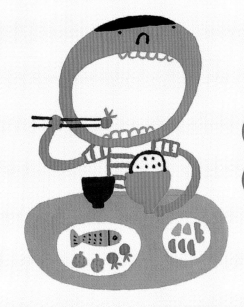

看到不喜欢的食物，
你也会吃吗？

◯ 会
◯ 不会

拿到的"会"
越多越了不起哟！

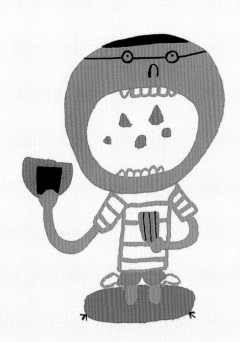

天气好时，你会出去
做运动吗？

◯ 会
◯ 不会

吃饭时，你会细嚼
慢咽吗？

◯ 会
◯ 不会

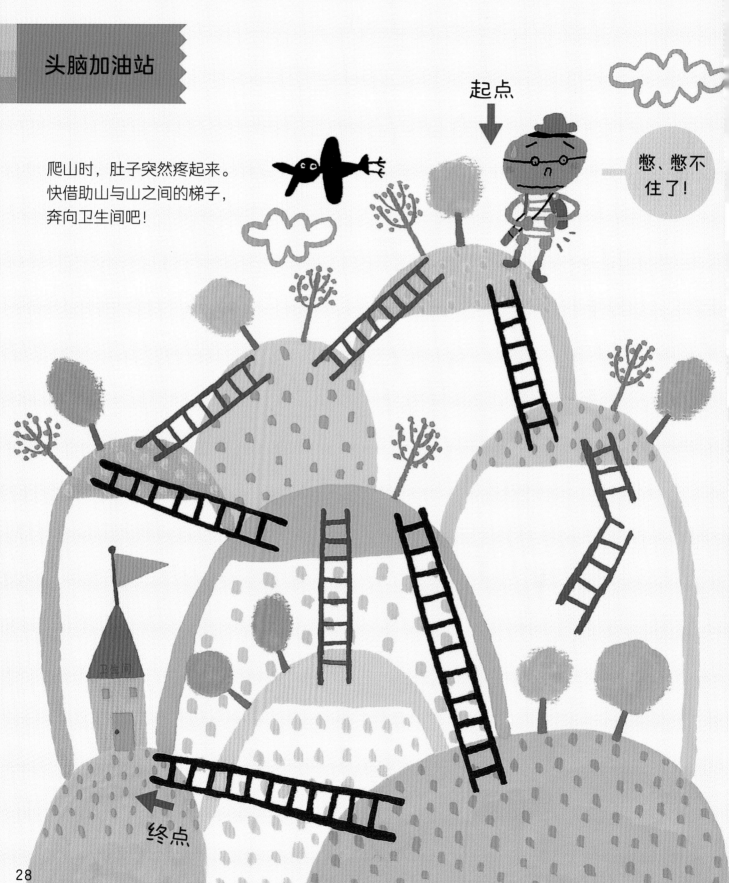

身体大发现 我不要生病

牙齿和嘴巴的奥秘

[日]La Zoo 文 [日]菅原启子 图 史麟萍 译

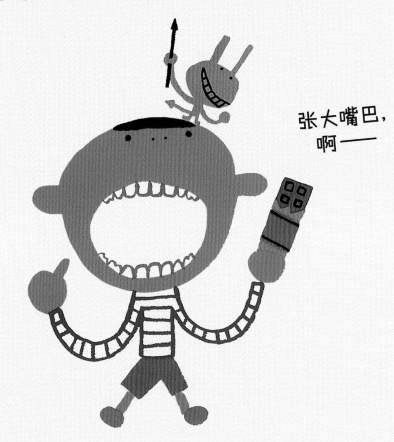

张大嘴巴，
啊——

乐乐趣

南京大学出版社

呜呜，牙好疼！

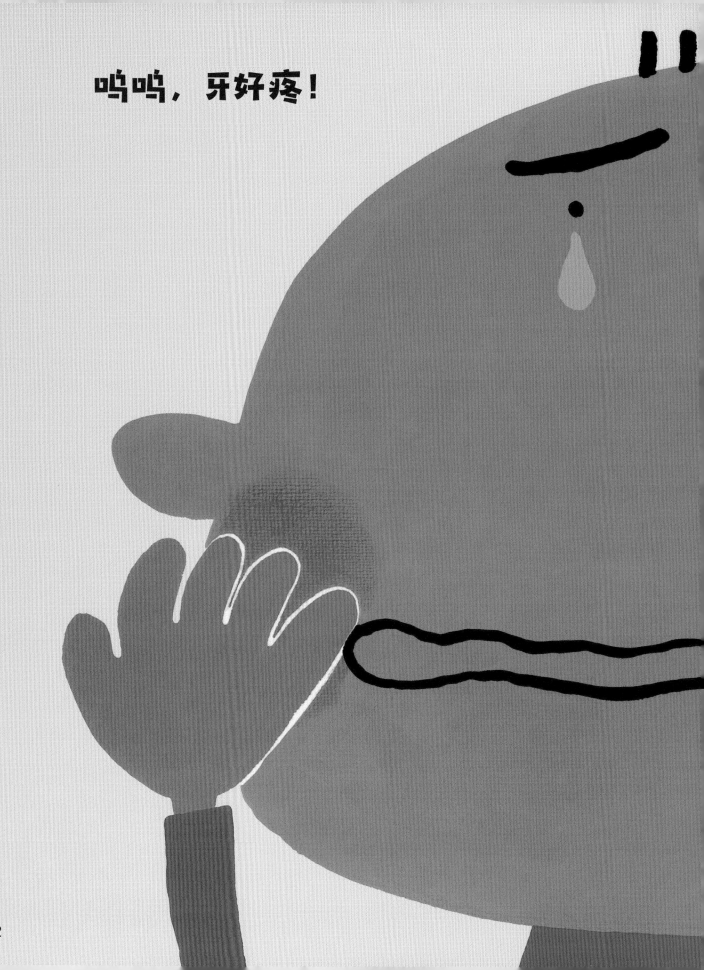

为什么这么疼？

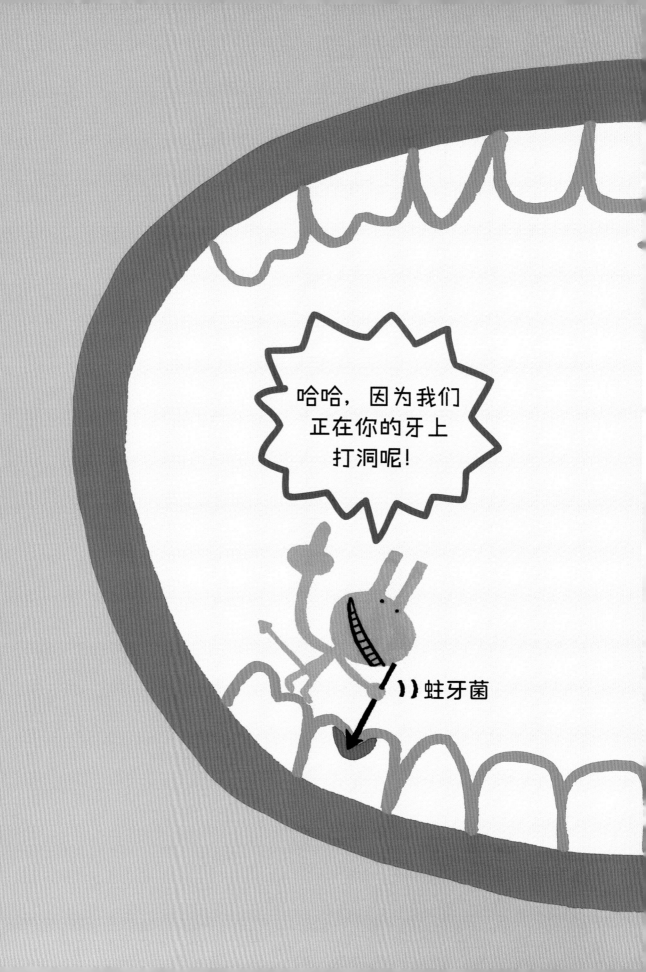

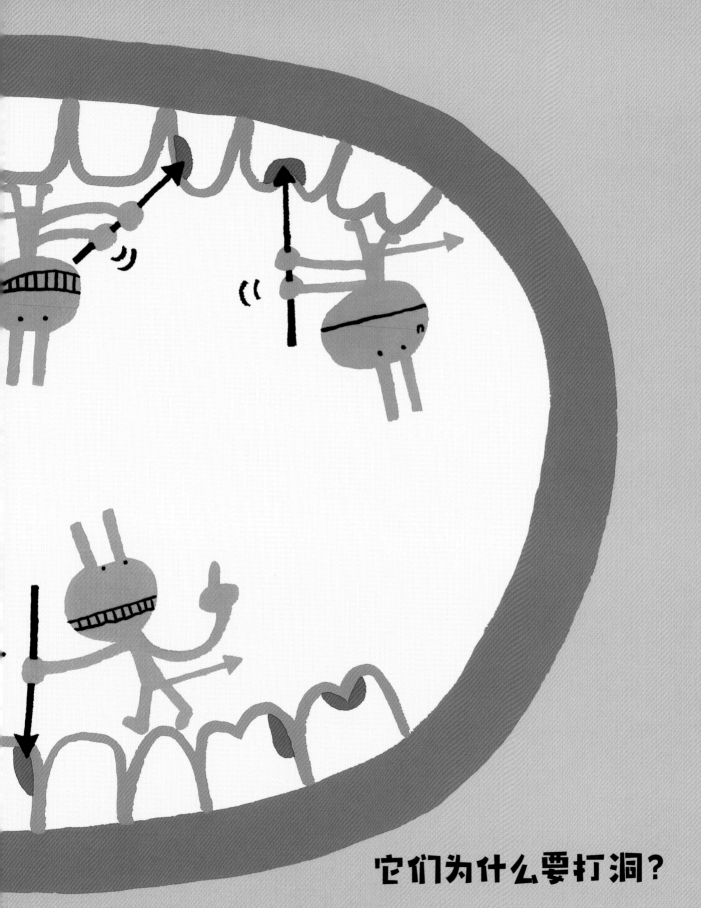

它们为什么要打洞？

因为它们超爱吃粘在牙齿上的食物残渣。

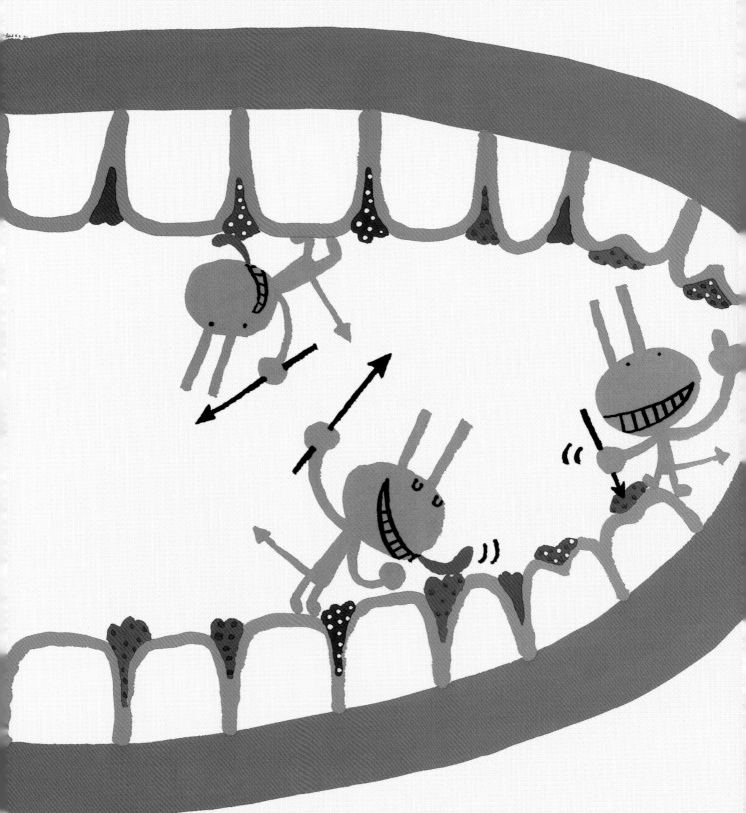

敲一敲，捏一捏，牙齿都不会疼。

为什么变成蛀牙就会疼呢？

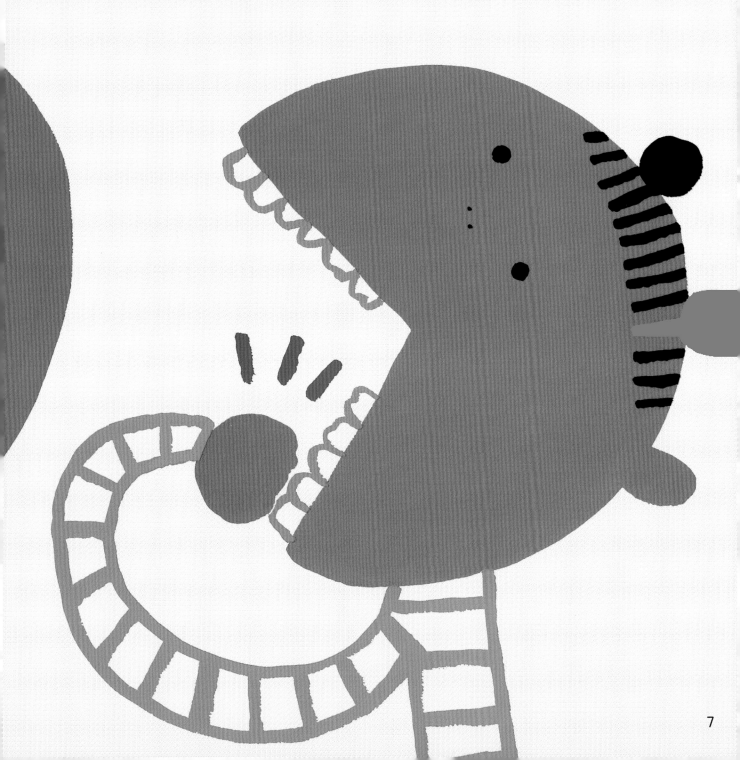

看看牙齿里面就知道了。

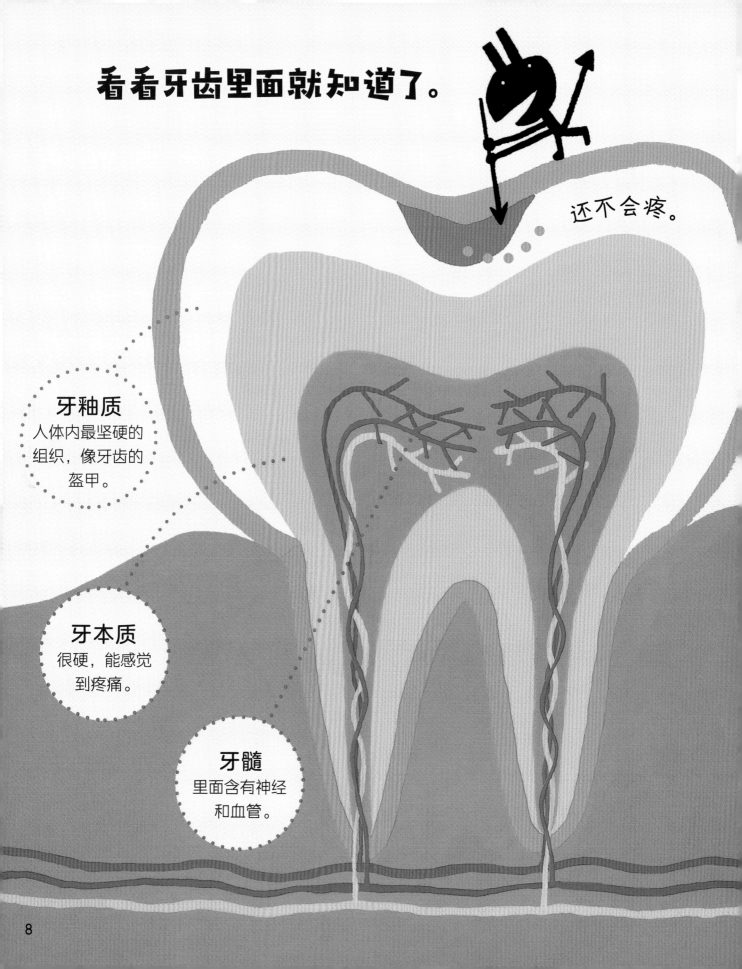

还不会疼。

牙釉质
人体内最坚硬的组织，像牙齿的盔甲。

牙本质
很硬，能感觉到疼痛。

牙髓
里面含有神经和血管。

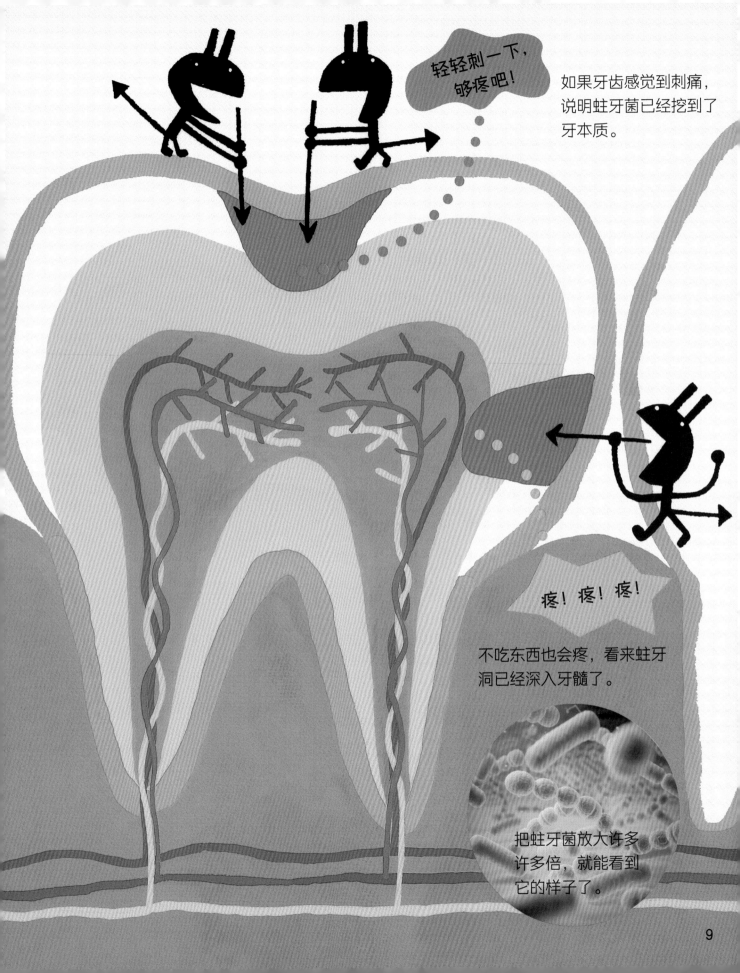

如果牙齿感觉到刺痛，说明蛀牙菌已经挖到了牙本质。

不吃东西也会疼，看来蛀牙洞已经深入牙髓了。

把蛀牙菌放大许多许多倍，就能看到它的样子了。

9

为什么牙齿有各种形状呢？

尖牙可以撕裂食物。

细细咀嚼，食物才能变得软烂，容易吞咽。

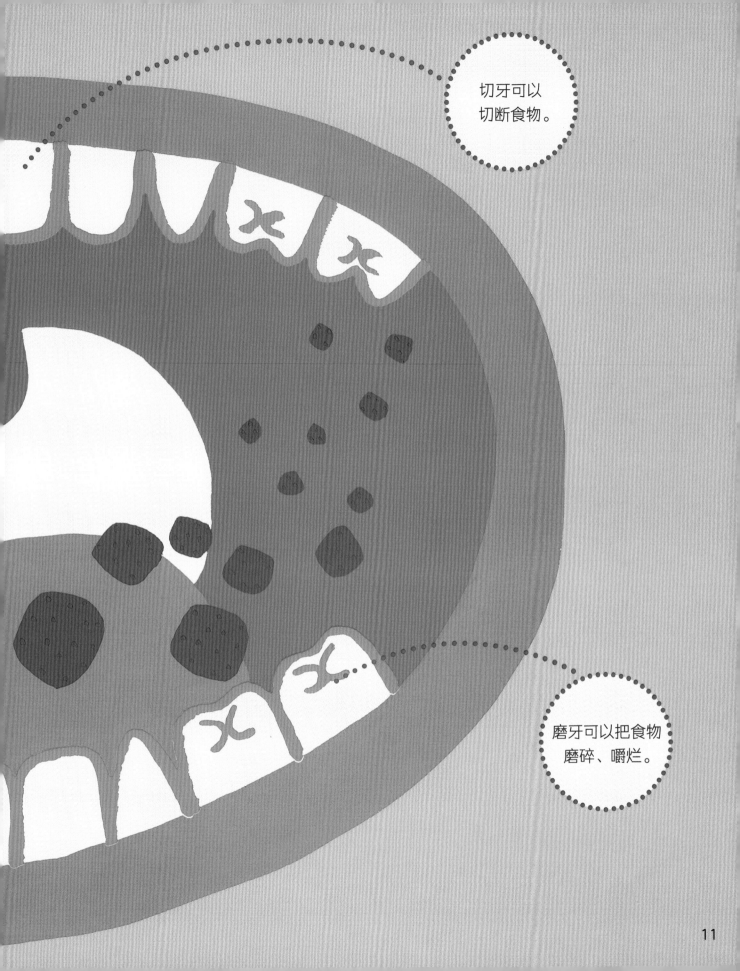

切牙可以
切断食物。

磨牙可以把食物
磨碎、嚼烂。

细嚼慢咽还有哪些好处呢？

认真咀嚼，食物会越嚼越小，方便吞咽。

嚼得越久，口腔里的唾液越多。

* 唾液能把嚼碎的食物拌成糊糊，有助于消化。
* 咀嚼还能促进下颌骨发育，帮助恒牙更好地生长。

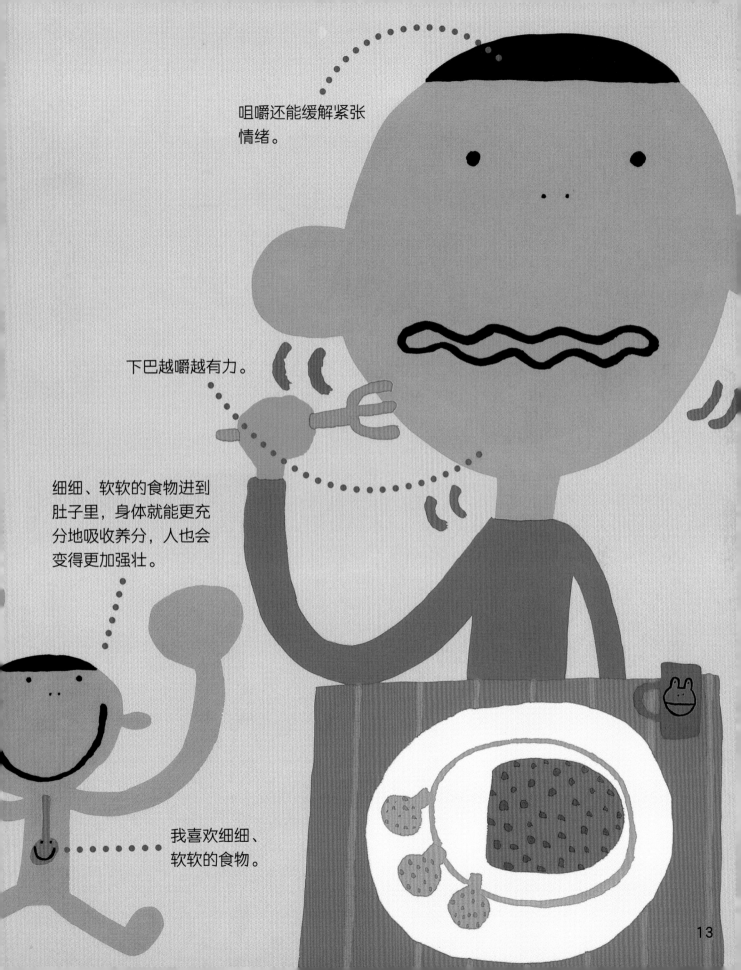

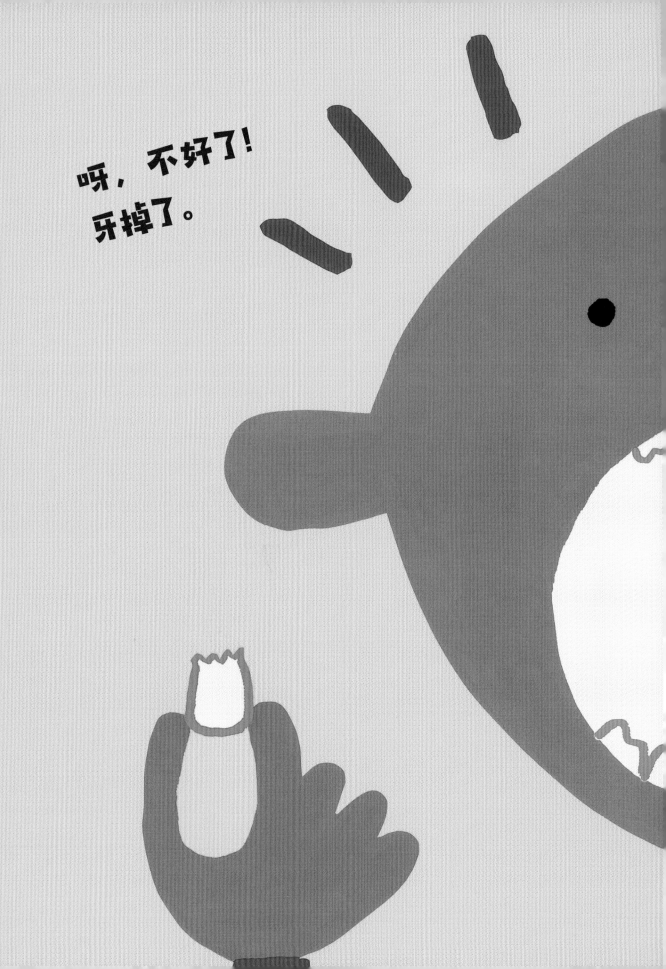

别害怕，
过一阵子……

就会长出新的牙齿——恒牙。

乳牙

恒牙

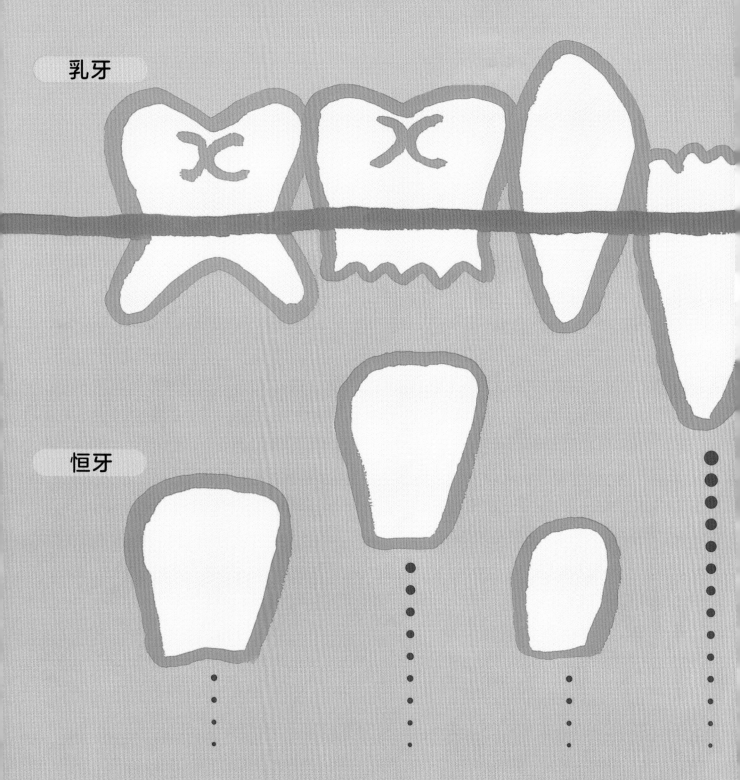

* 不是所有恒牙都能长出来，比如智齿（恒牙的一种），有些人的智齿会在成年后长出来，有些人的
会一直藏在牙龈深处。所以不用担心自己牙齿的数量与别人的不同。

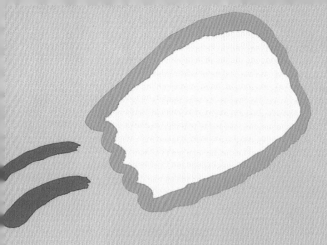

住在里面的恒牙往外顶，乳牙就脱落了。

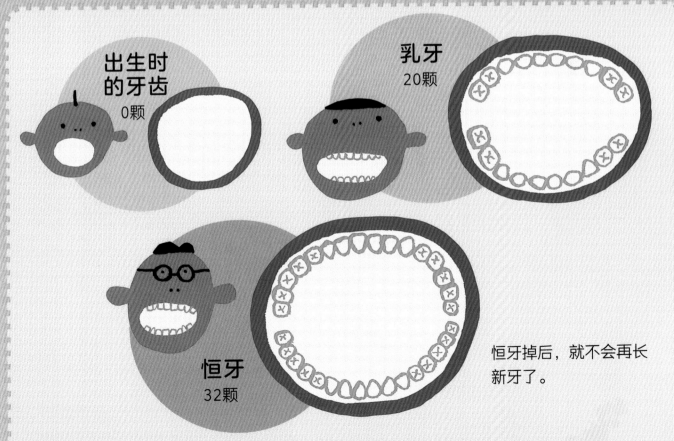

出生时
的牙齿
0颗

乳牙
20颗

恒牙
32颗

恒牙掉后，就不会再长新牙了。

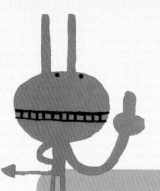

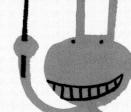

你的牙齿健康吗？
检查一下吧！

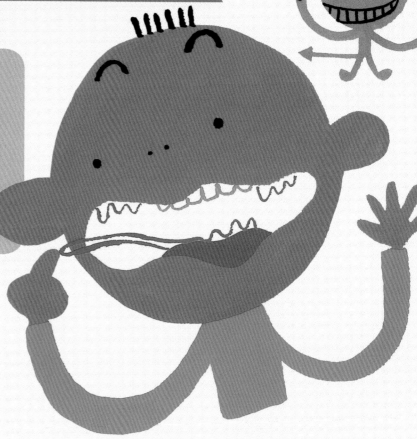

嘴巴里总是黏糊糊的？

是 是蛀牙菌在捣乱，快去刷牙。

不是 不错哟。

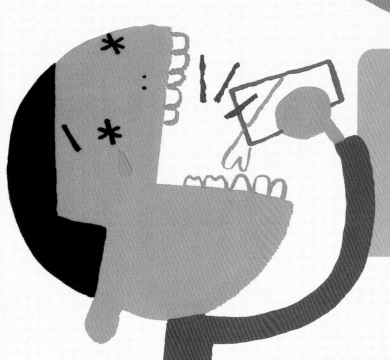

喝凉东西时，牙齿会有刺痛感吗？

会 蛀牙菌已经在牙釉质上打洞，使牙本质露出来了。赶快去看医生。

不会 健康的牙齿。

18

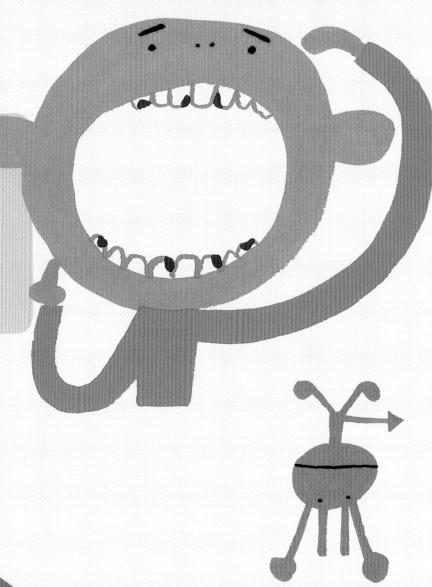

有蛀牙吗?

有 牙齿一旦被蛀了，靠自己是不能恢复的。去找牙医想想办法吧。

没有 真棒!

牙龈是什么颜色的?

深红色 牙龈有可能生病了，快让牙医看看吧。

粉红色 很健康!

牙齿有一个非常重要的伙伴——舌头。

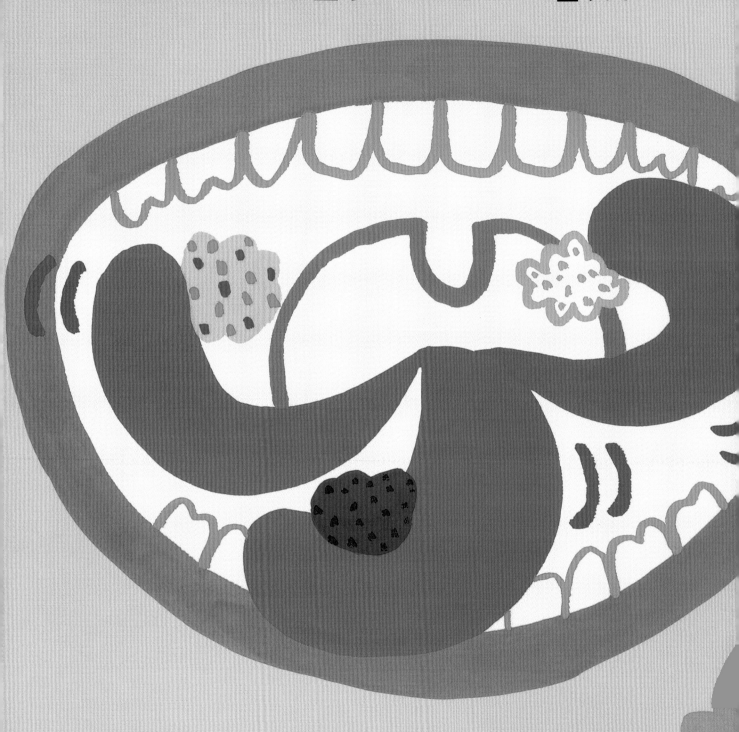

舌头能搅拌嘴巴里的食物，并把食物送进食道。

舌头能分辨出酸、甜、苦等味道。

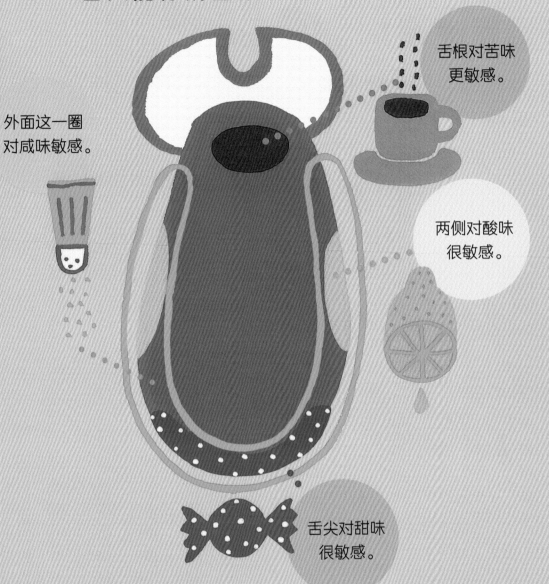

外面这一圈
对咸味敏感。

舌根对苦味
更敏感。

两侧对酸味
很敏感。

舌尖对甜味
很敏感。

b p m f
d t n l
zh ch sh

舌头还能帮助吐字发音。

试着让舌头不动，看能不能清晰地发出
左边这几个音。

不挑食，
牙齿更健康！

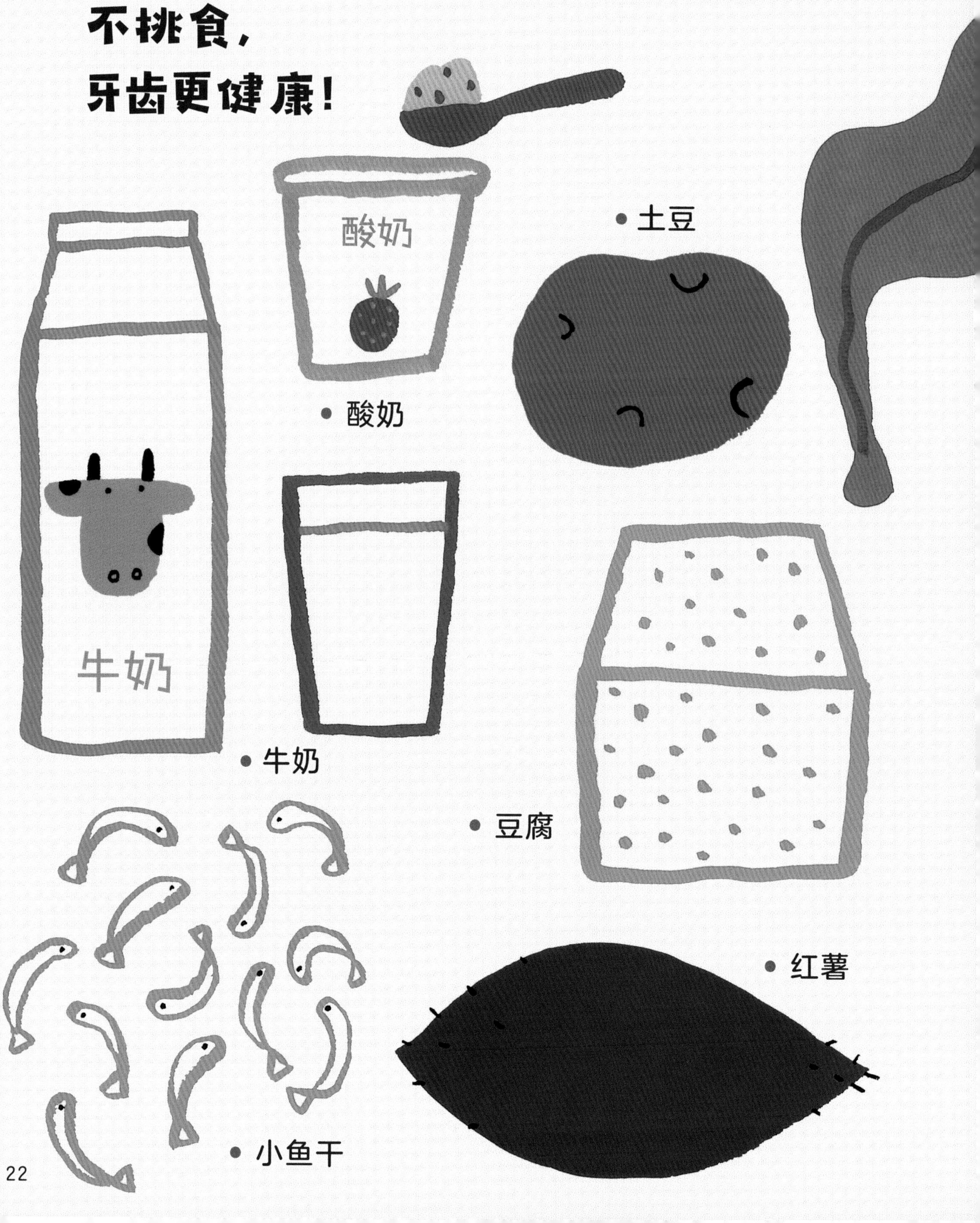

酸奶

• 土豆

• 酸奶

牛奶

• 牛奶

• 豆腐

• 红薯

• 小鱼干

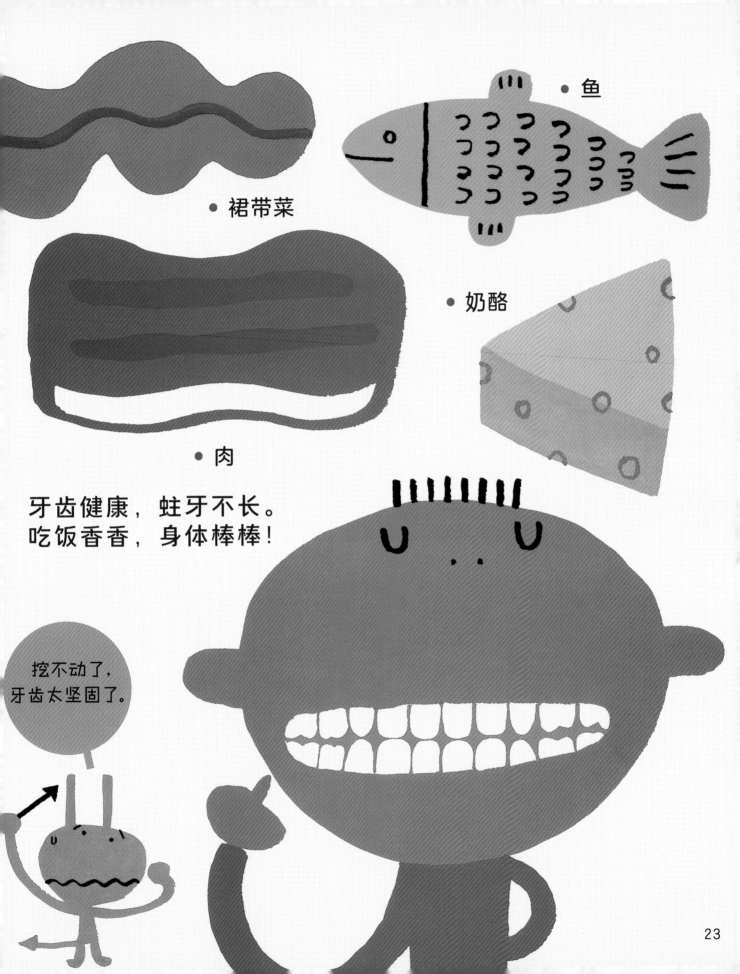

裙带菜

鱼

奶酪

肉

牙齿健康，蛀牙不长。
吃饭香香，身体棒棒！

挖不动了，
牙齿太坚固了。

不要给蛀牙菌留下食物残渣！

开开心心把牙刷，食物残渣清除啦。

牙齿的外侧，从牙龈刷到齿尖。

刷刷刷——

牙刷轻轻转，牙缝也要仔细刷。

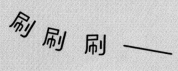

刷 刷 刷 ——

磨牙的上面和侧面，全都要刷到哟。

牙齿的内侧也要从牙龈刷到齿尖。

刷完牙，记得漱口哟。

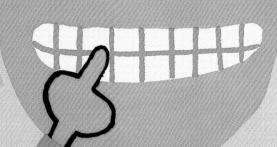

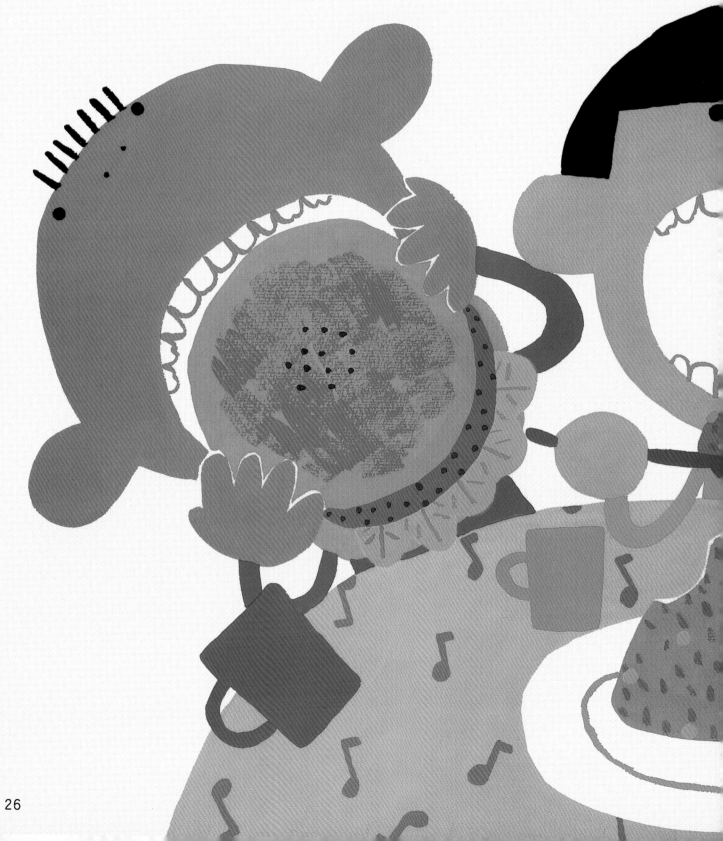

牙齿健康了，就能和好朋友
一起享用美食啦！

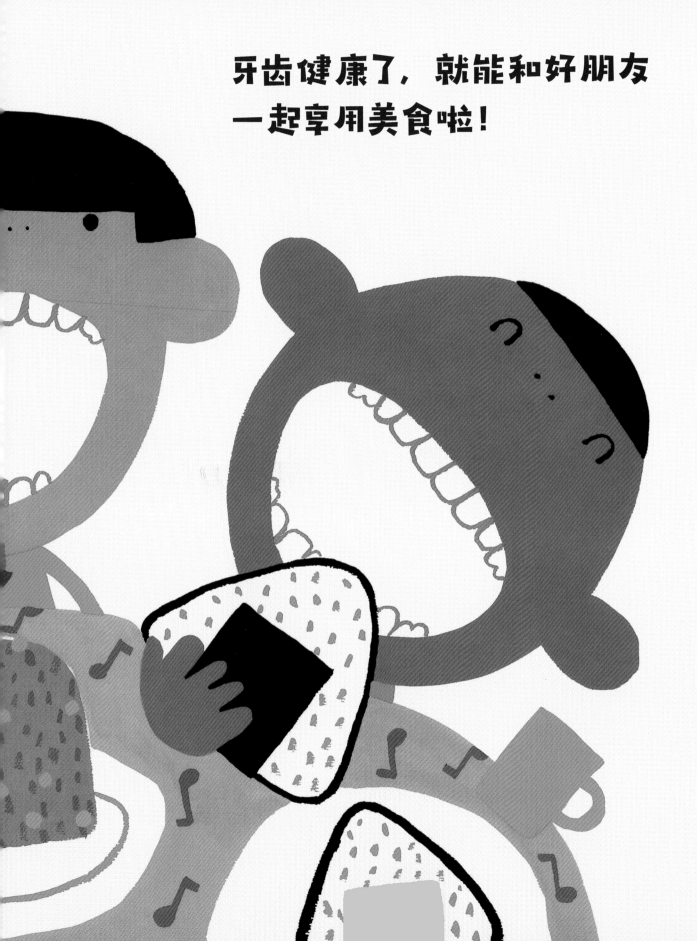

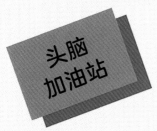

谁是蛀牙菌最喜欢的孩子？

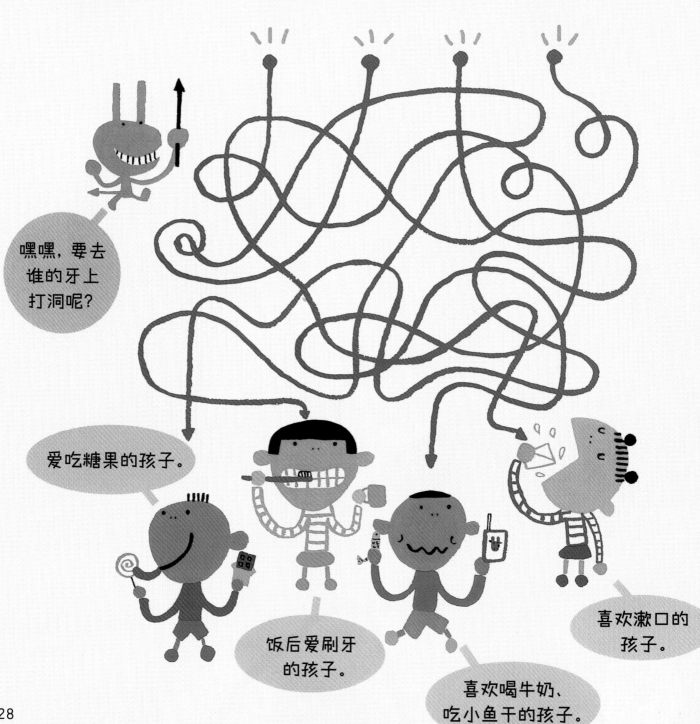

身体大发现 我不要生病

为什么会感冒？

[日]La Zoo 文 [日]菅原启子 图 史麟萍 译

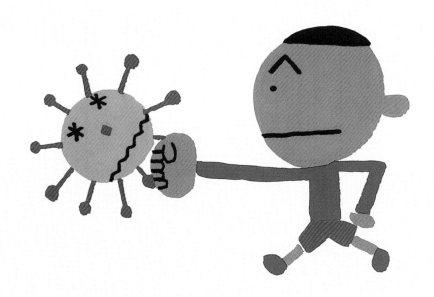

乐乐趣

南京大学出版社

你有没有过浑身没劲，
提不起精神的时候？

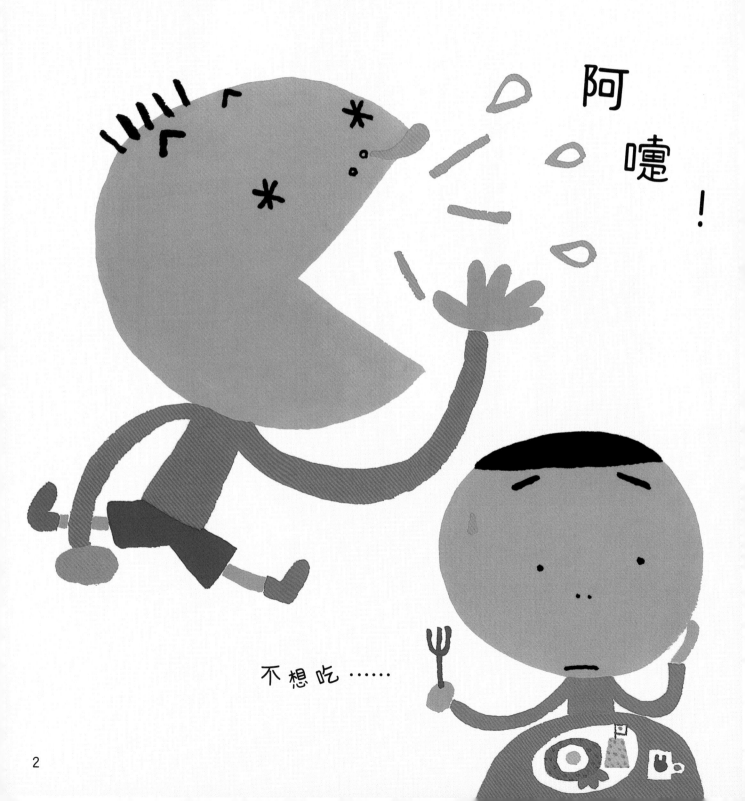

阿嚏！

不想吃……

脑袋晕乎乎的。

这一定是感冒了。

身上有点烫。

吸溜—

吸溜—

咳咳！

为什么会这样呢？

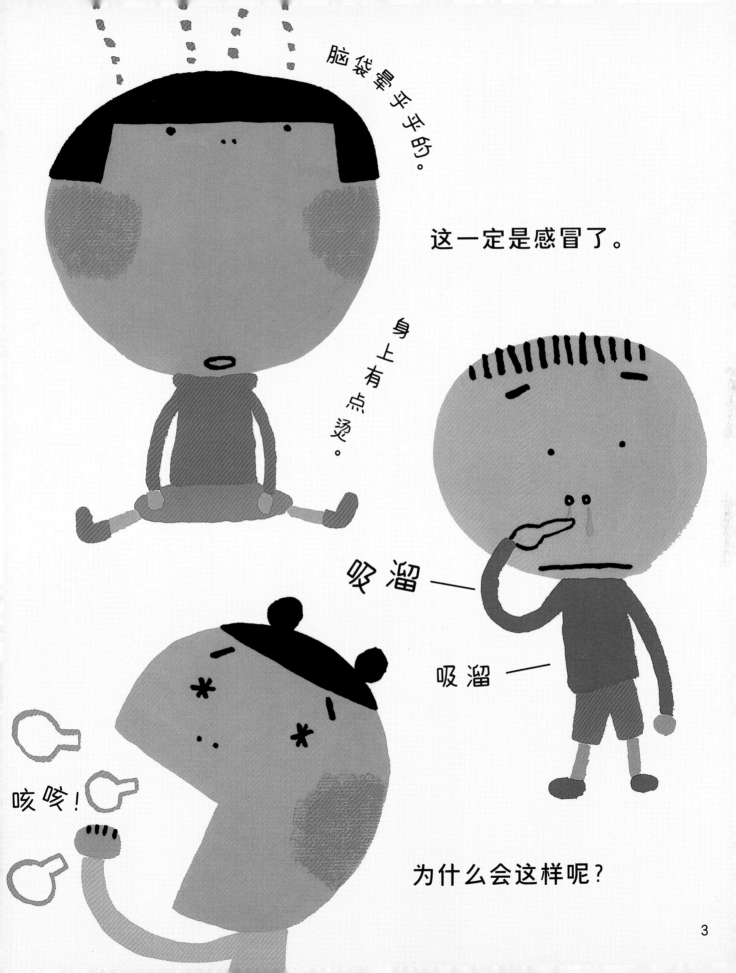

3

感冒是由溜进身体里的病毒、
细菌引起的。

各种各样的病毒和细菌环绕在我们周围。

飘啊，飘啊……

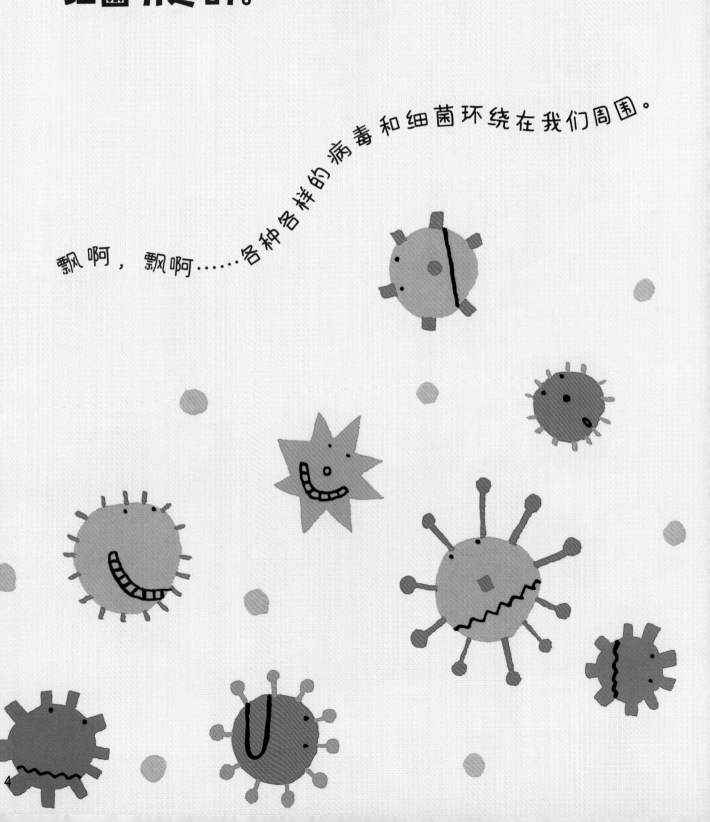

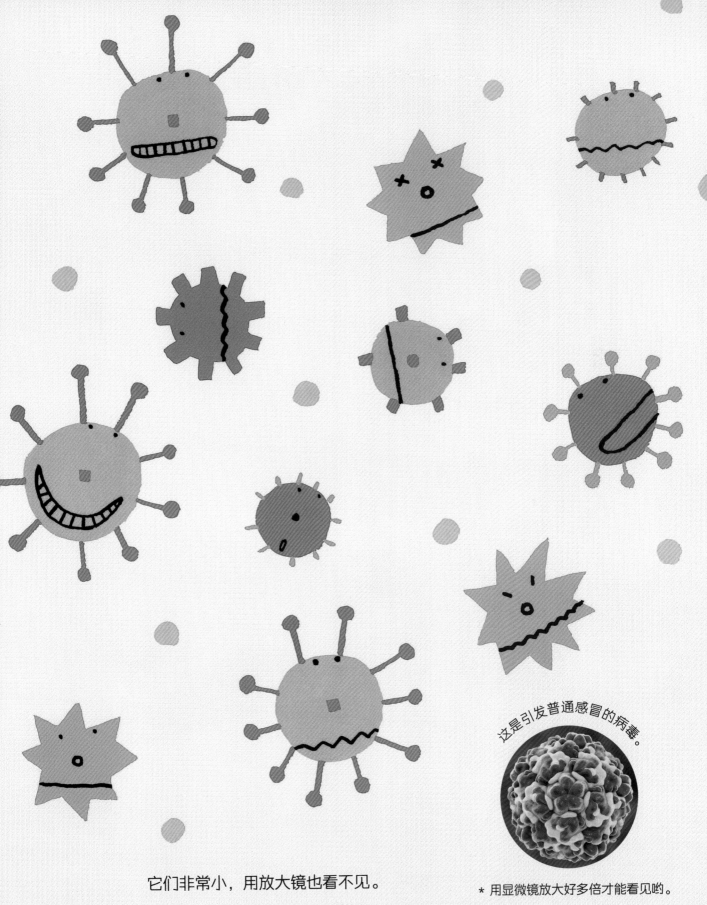

这是引发普通感冒的病毒。

它们非常小，用放大镜也看不见。

* 用显微镜放大好多倍才能看见哟。

病毒和细菌可以从鼻子、嘴巴进入身体，然后在鼻子、喉咙等柔软的地方"住下来"，并逐渐增多。

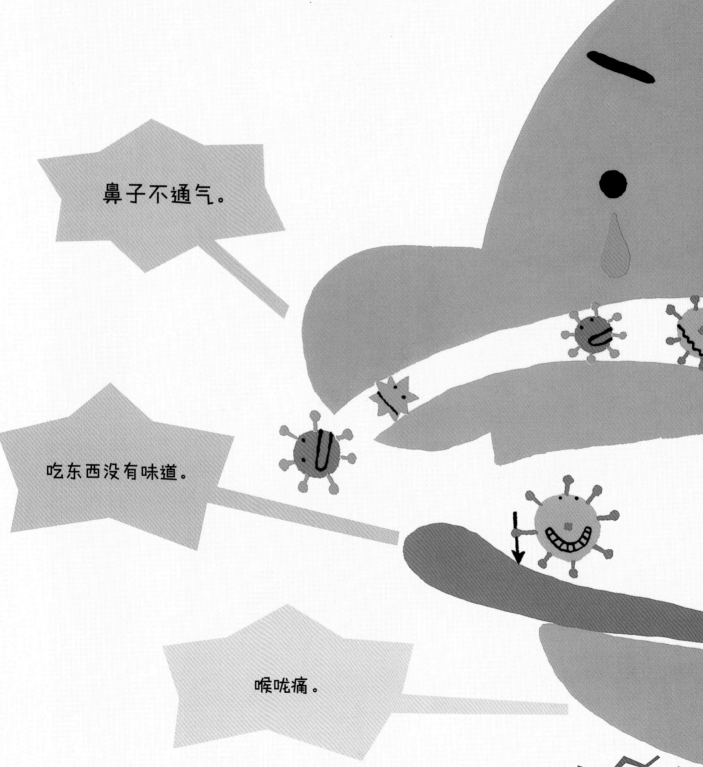

鼻子不通气。

吃东西没有味道。

喉咙痛。

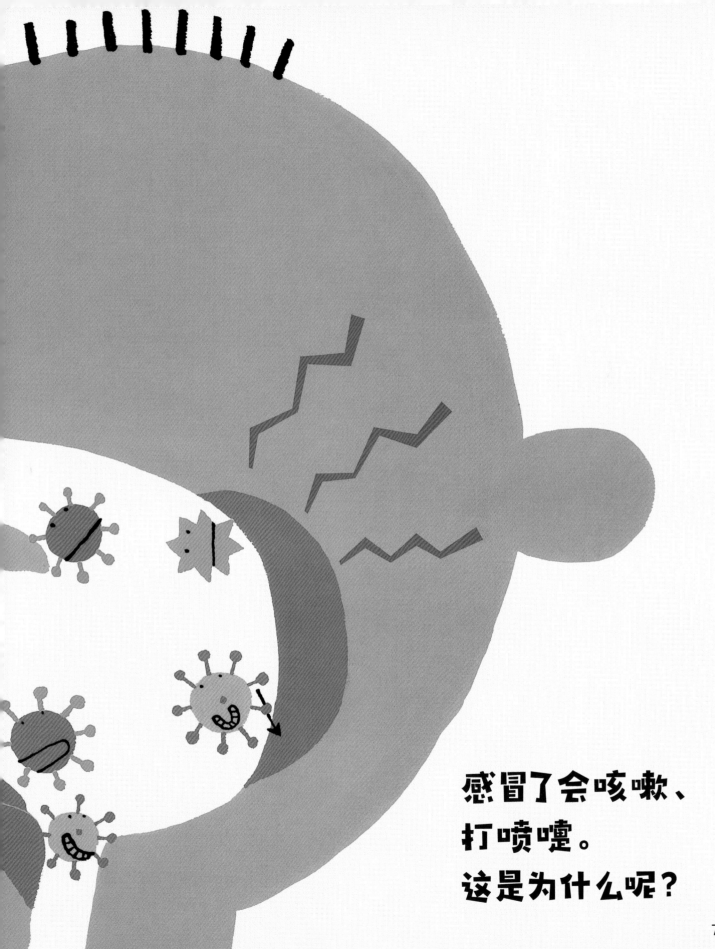

感冒了会咳嗽、
打喷嚏。
这是为什么呢？

咳嗽和打喷嚏，是为了把鼻子和喉咙里的病毒、细菌赶出去。

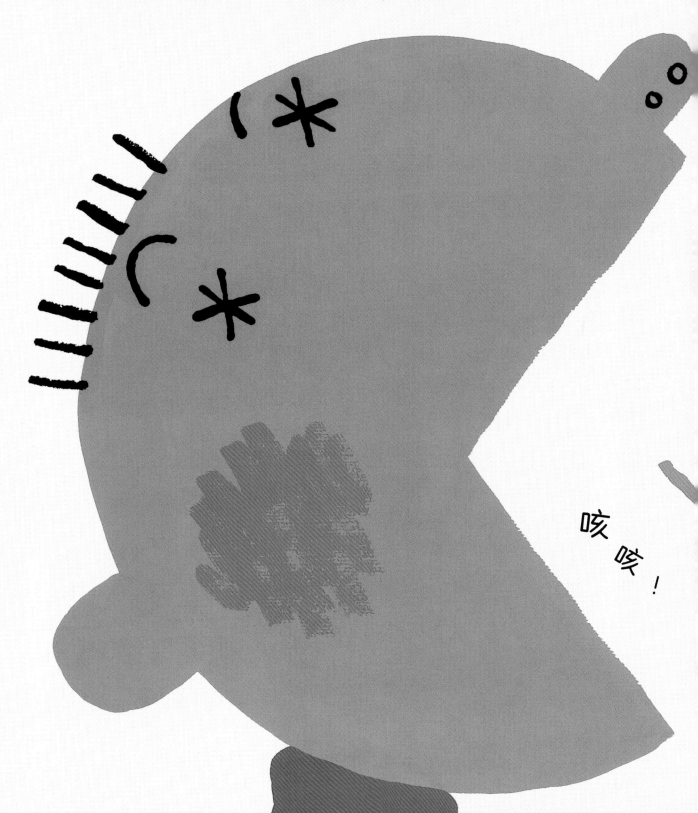

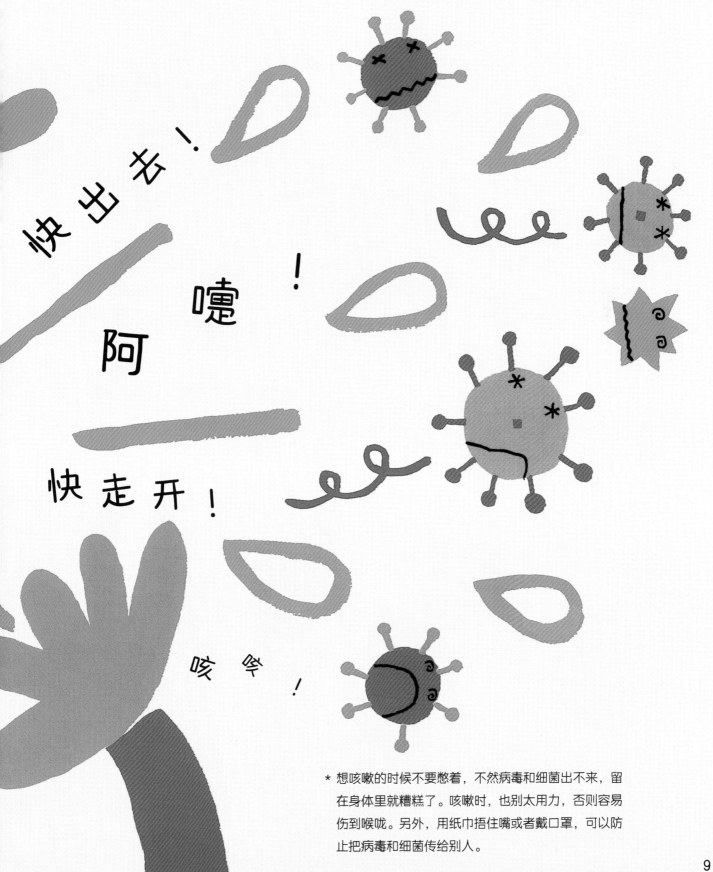

快出去！

阿嚏！

快走开！

咳咚！

* 想咳嗽的时候不要憋着，不然病毒和细菌出不来，留
  在身体里就糟糕了。咳嗽时，也别太用力，否则容易
  伤到喉咙。另外，用纸巾捂住嘴或者戴口罩，可以防
  止把病毒和细菌传给别人。

为什么会发烧呢？

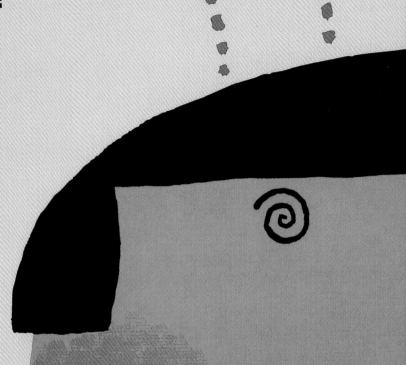

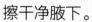
量体温

擦干净腋下。

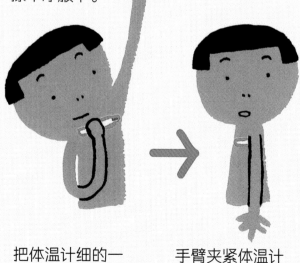

把体温计细的一
头放在腋窝处。

手臂夹紧体温计
约5分钟。

* 也可以用体温枪测量体温，会快很多哟。

* 每个人的正常体温都不一样，通常腋
温在35~37℃都是正常的。所以，在
发烧时，大家的体温也不相同。

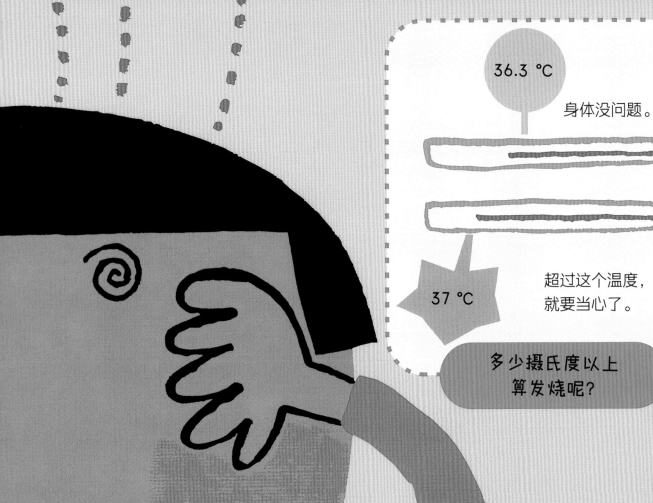

36.3 ℃

身体没问题。

37 ℃

超过这个温度，
就要当心了。

多少摄氏度以上
算发烧呢？

健康时量的体温，
就是正常体温。

你的正常体温
是多少？

℃

请家人帮你写上吧！

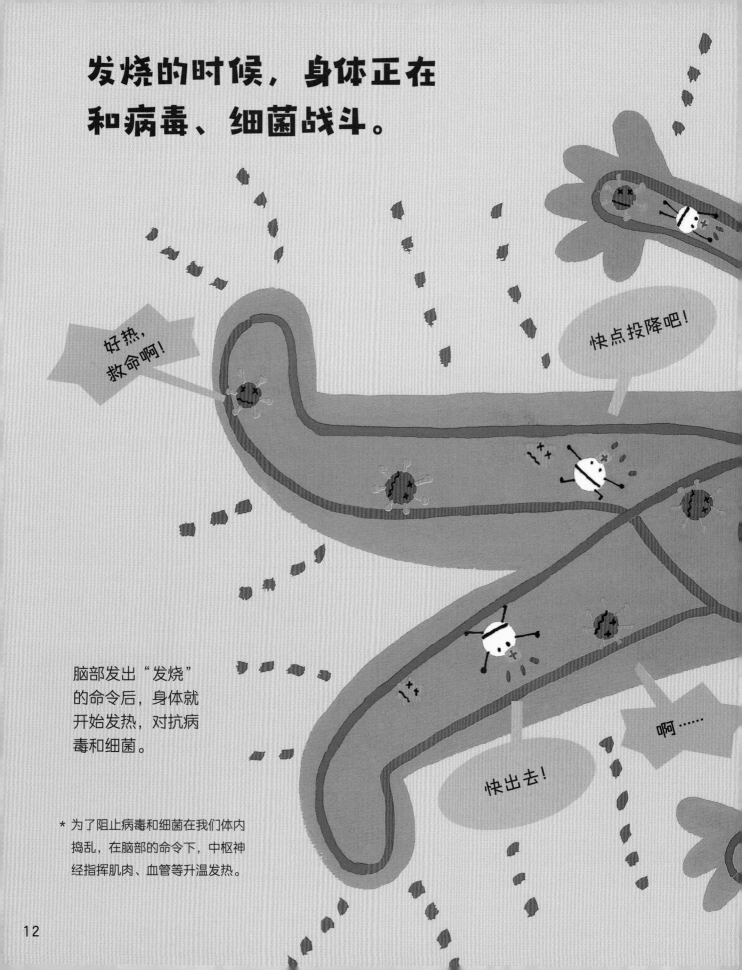

发烧的时候，身体正在
和病毒、细菌战斗。

脑部发出"发烧"
的命令后，身体就
开始发热，对抗病
毒和细菌。

* 为了阻止病毒和细菌在我们体内
  捣乱，在脑部的命令下，中枢神
  经指挥肌肉、血管等升温发热。

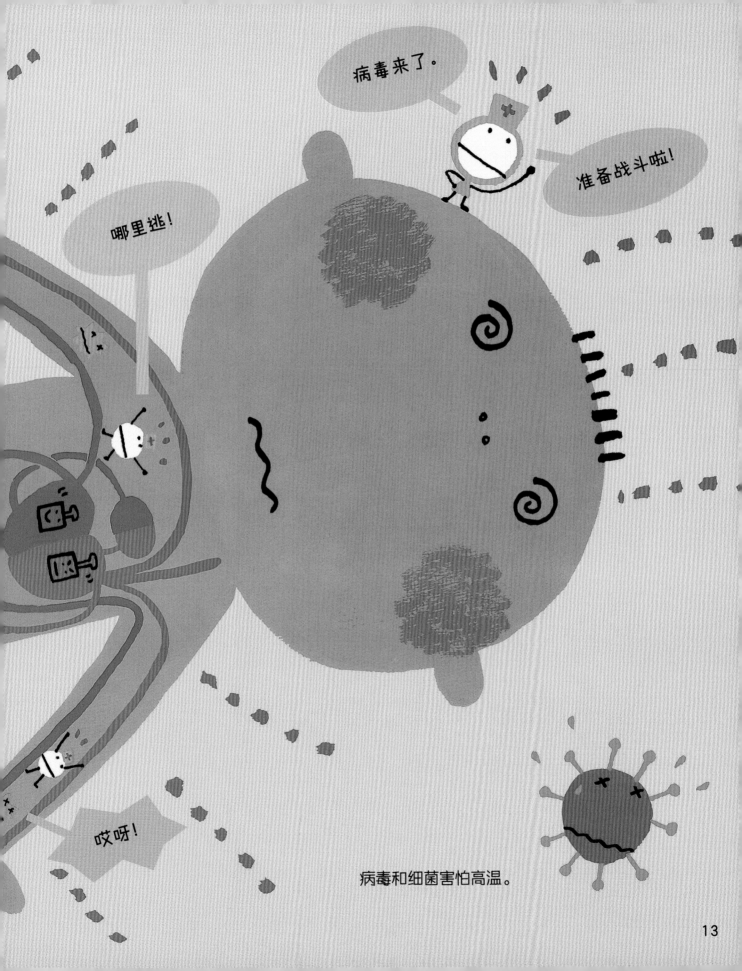

病毒和细菌害怕高温。

治疗感冒，安静地休息
非常重要。

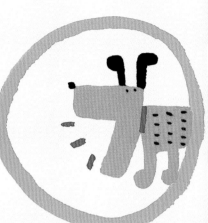

狗狗是不是
想去散步？

还要好好吃饭，
为身体补充营养。

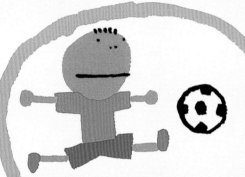

哪队获胜了？

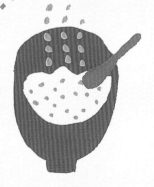 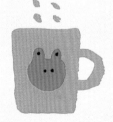 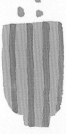

• 粥　　　　• 温水　　　　• 热牛奶

多喝温水，吃一些好消化的食物。

* 感冒时，除了好好睡觉，还要及时补充水分，吃一些
容易消化，又不会刺激喉咙的粥、面条之类的食物。

虽然有许多想要做的事，不过只有好好睡觉，才能快快康复。

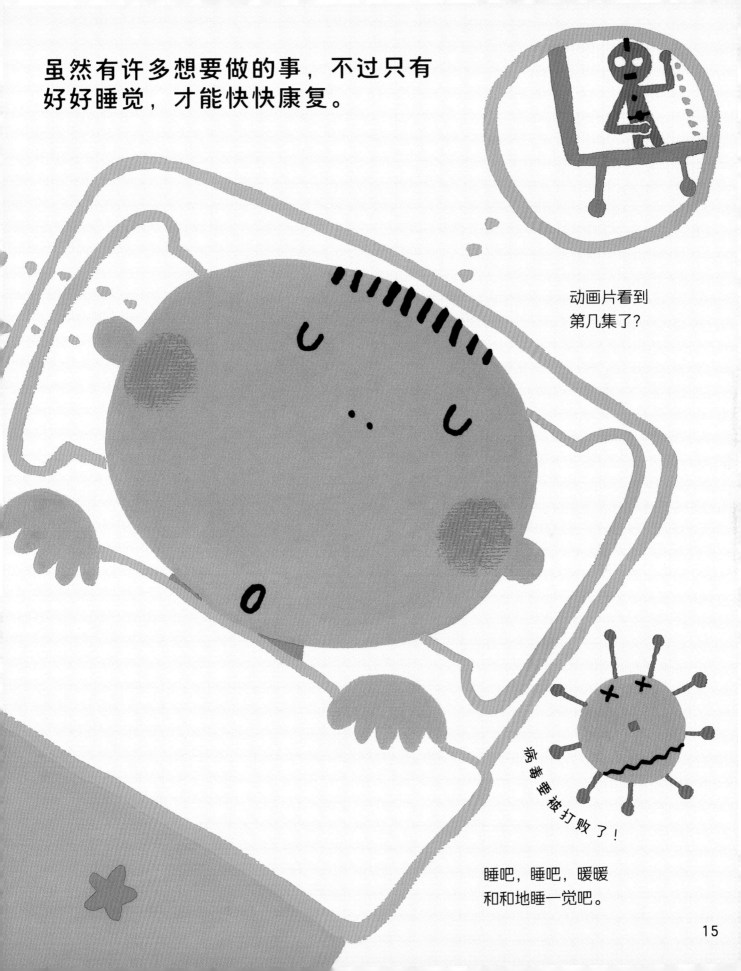

动画片看到第几集了？

病毒要被打败了！

睡吧，睡吧，暖暖和和地睡一觉吧。

为什么感冒会传染？

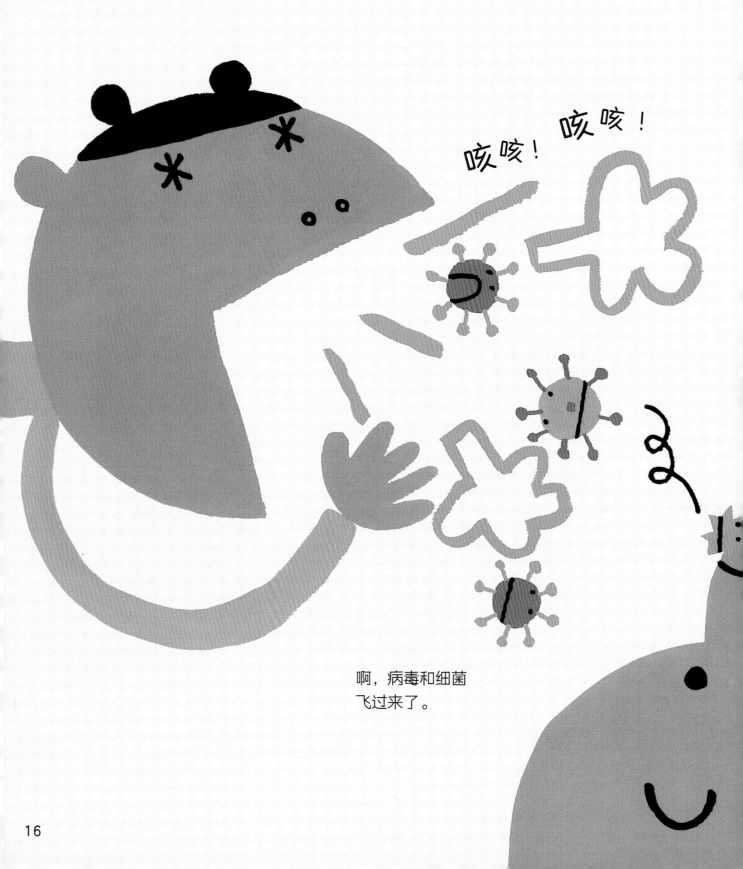

啊，病毒和细菌
飞过来了。

阿一嚏！

咳嗽、打喷嚏会把病毒和细菌喷出去。

病毒和细菌散落各处，
落在别人身上。

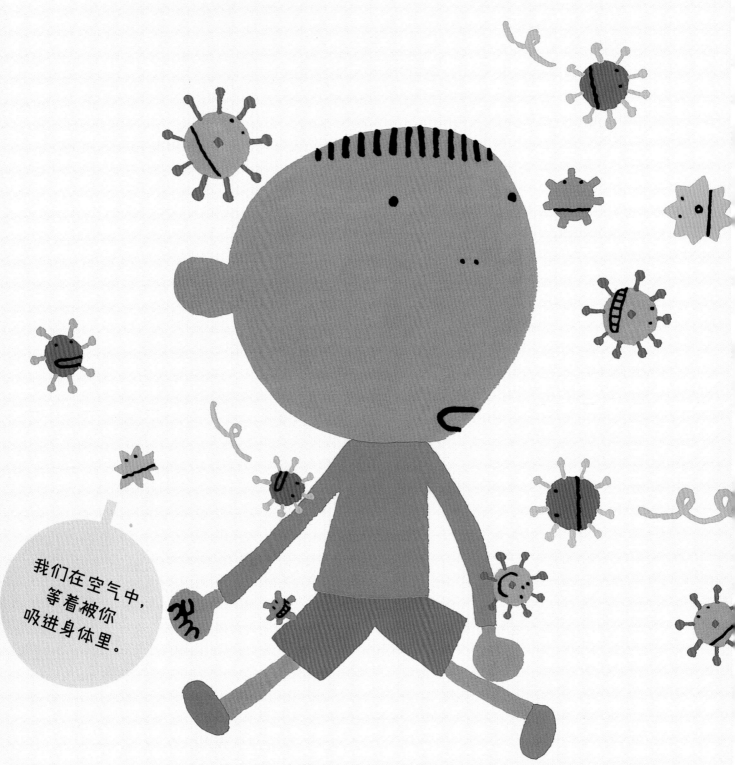

*飘荡在空气中的病毒和细菌会慢慢落在地板、桌子上，等待时机再次乘风飞起，进入你的鼻子和喉咙。

19

快来开启和病毒、细菌的大作战吧！

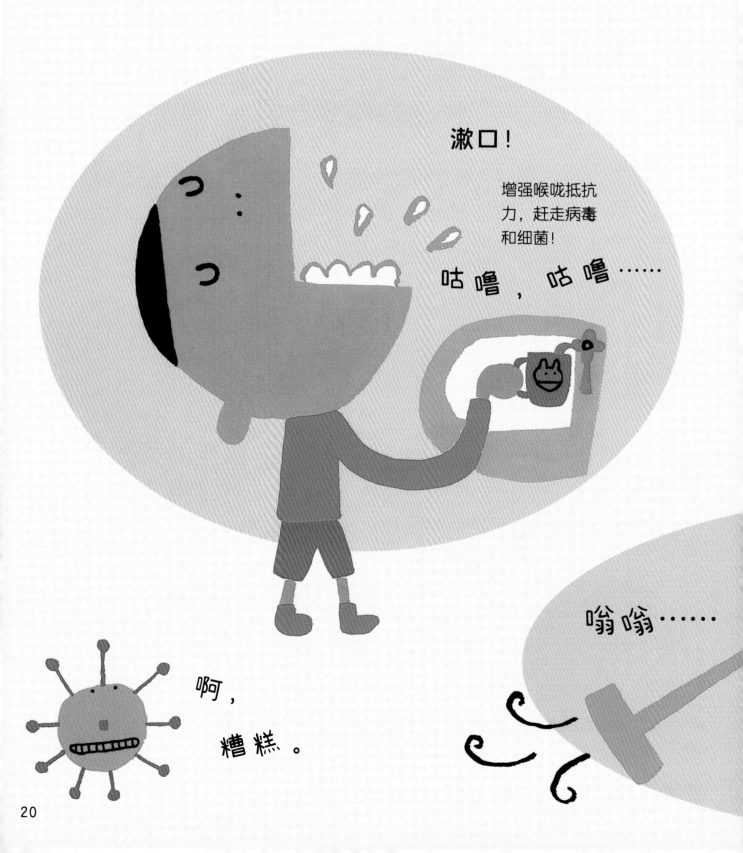

这些办法也太
厉害了吧！

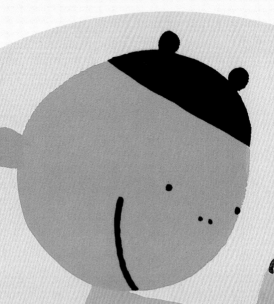

洗手！

冲走手上的病
毒和细菌。

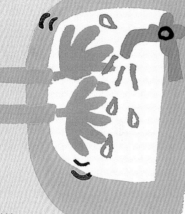

指缝也要搓一搓。

打扫卫生！

把房间里的细菌
赶出去。

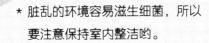

* 脏乱的环境容易滋生细菌，所以
  要注意保持室内整洁哟。

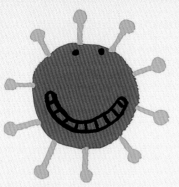

我好喜欢！

病毒和细菌喜欢
这样的小孩——

洗完澡不立刻
穿上衣服。

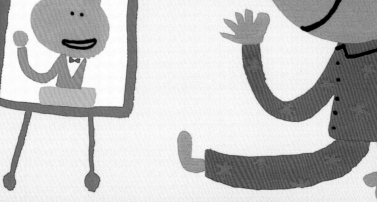

很晚还不
去睡觉。

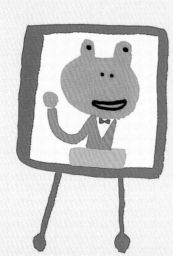

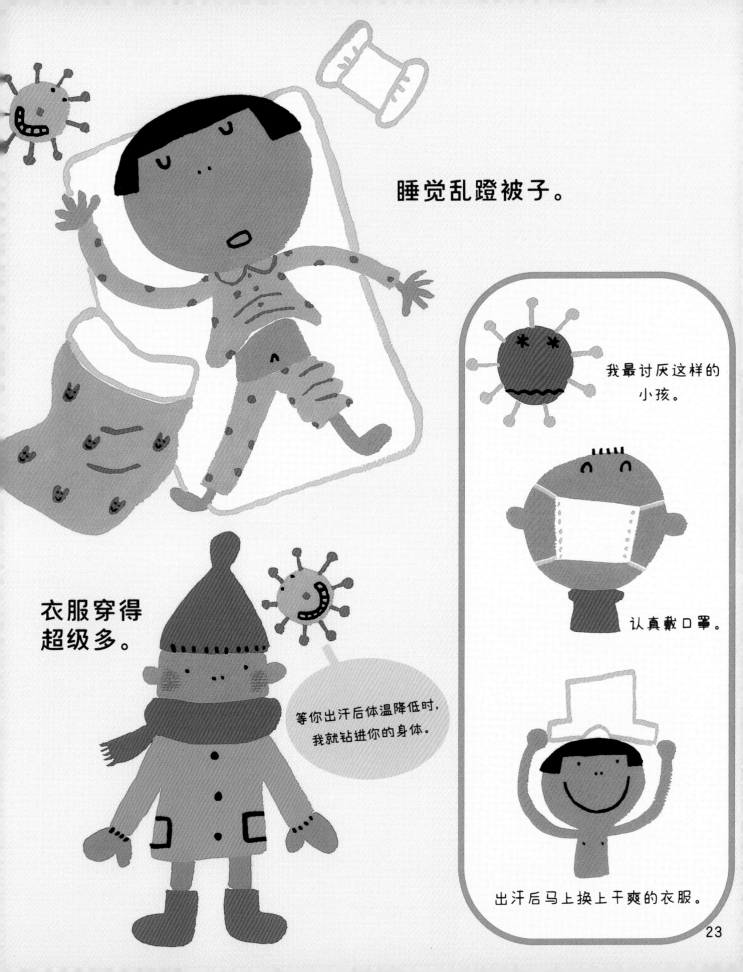

睡觉乱蹬被子。

我最讨厌这样的小孩。

认真戴口罩。

衣服穿得超级多。

等你出汗后体温降低时，我就钻进你的身体。

出汗后马上换上干爽的衣服。

23

做个病毒和细菌
讨厌的孩子吧！

病毒和细菌讨厌谁，谁就不容易感冒。

经常运动。

好好吃饭。

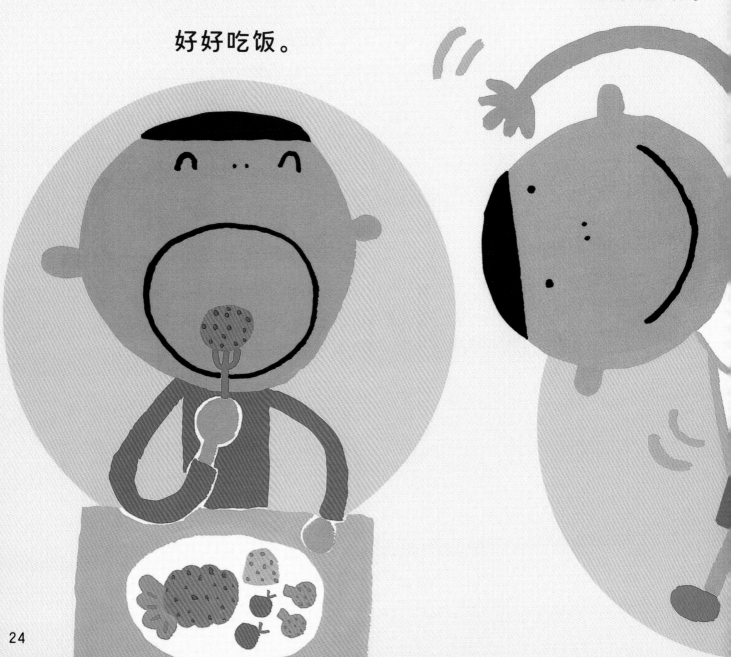

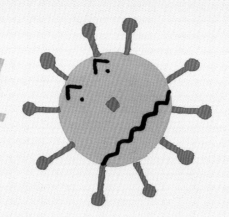

真讨厌，我要远离这样的小孩！

早睡早起。

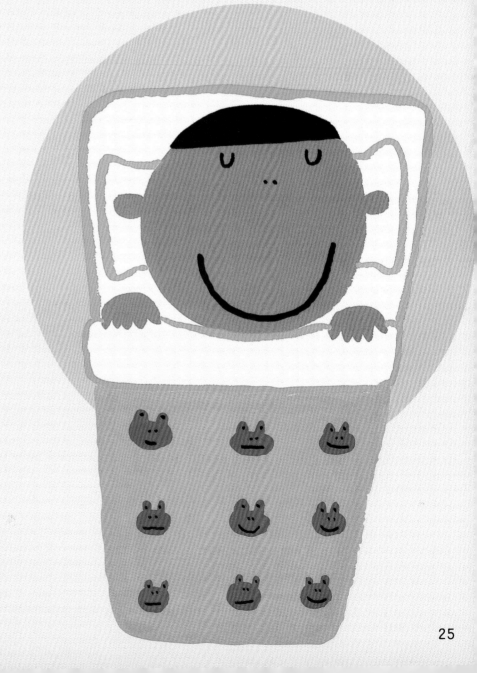

25

如果觉得身体不舒服，可以去看医生。

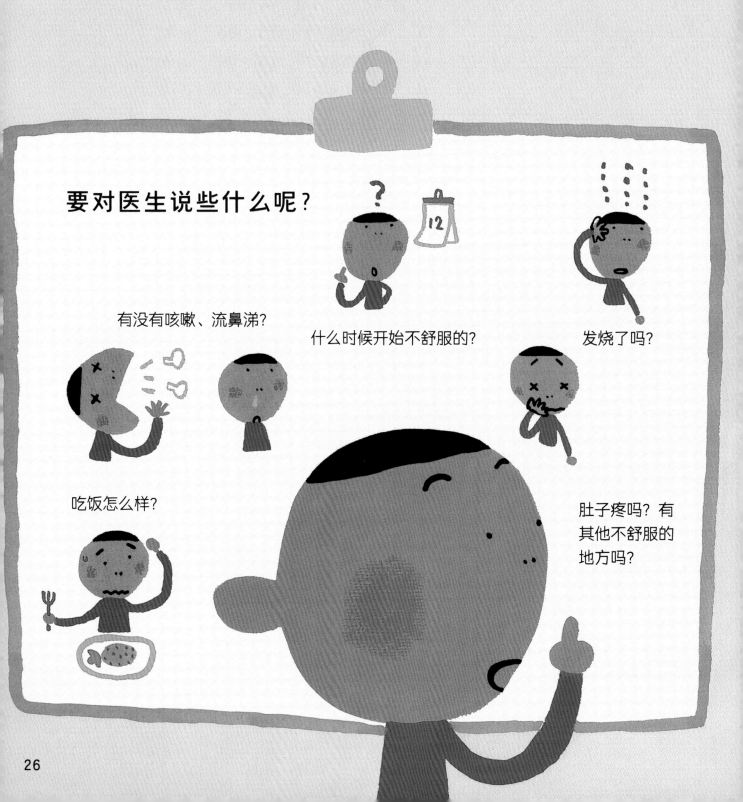

要对医生说些什么呢？

有没有咳嗽、流鼻涕？

什么时候开始不舒服的？

发烧了吗？

吃饭怎么样？

肚子疼吗？有其他不舒服的地方吗？

真的感冒了，需要这样做：

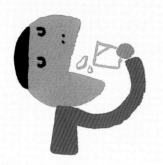

多喝温水。

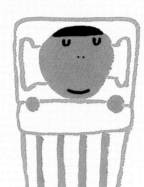

多休息。

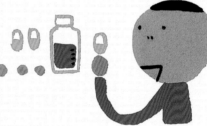

按时吃药。

这孩子太强了……

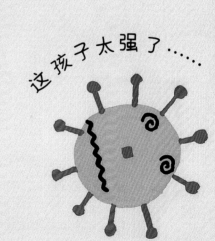

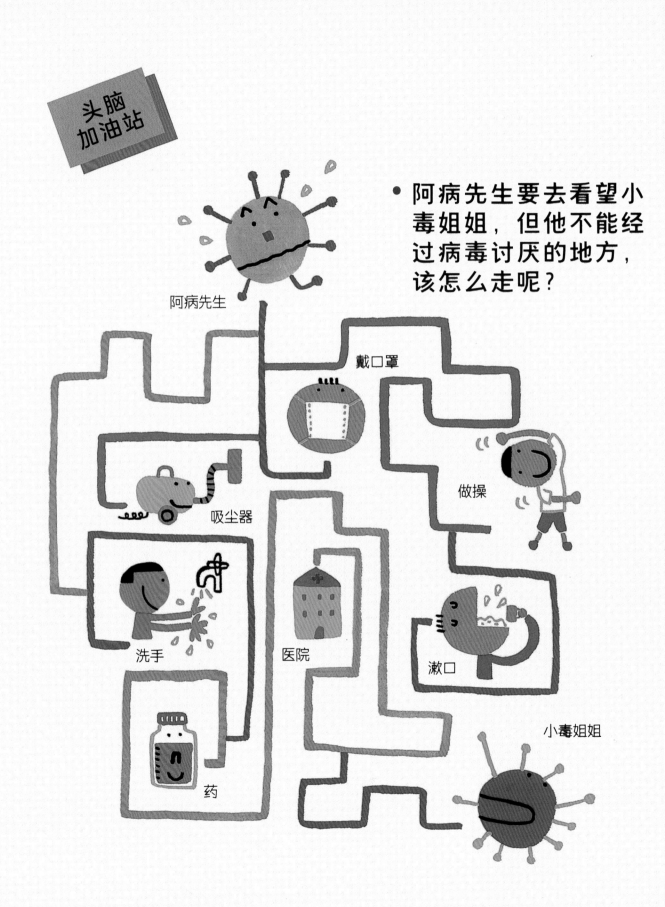

为什么要吃东西？

[日]La Zoo 文 [日]菅原启子 图 史麟萍 译

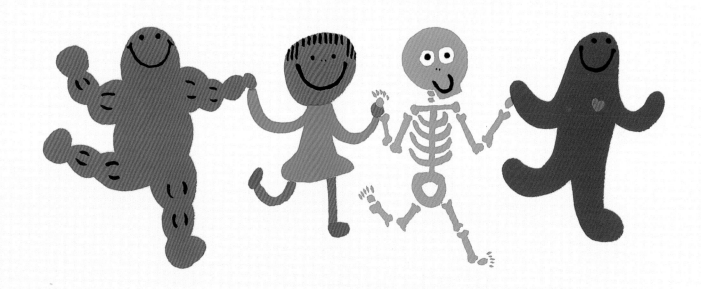

乐乐趣

南京大学出版社

人为什么要吃东西呢？

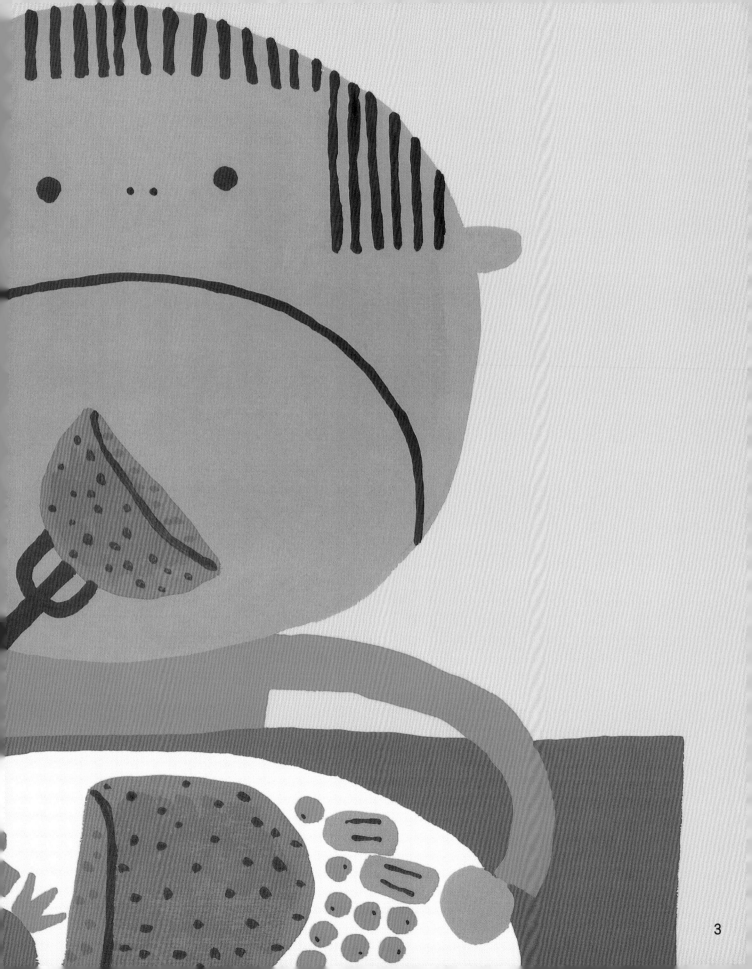

为了让身体快快长大。

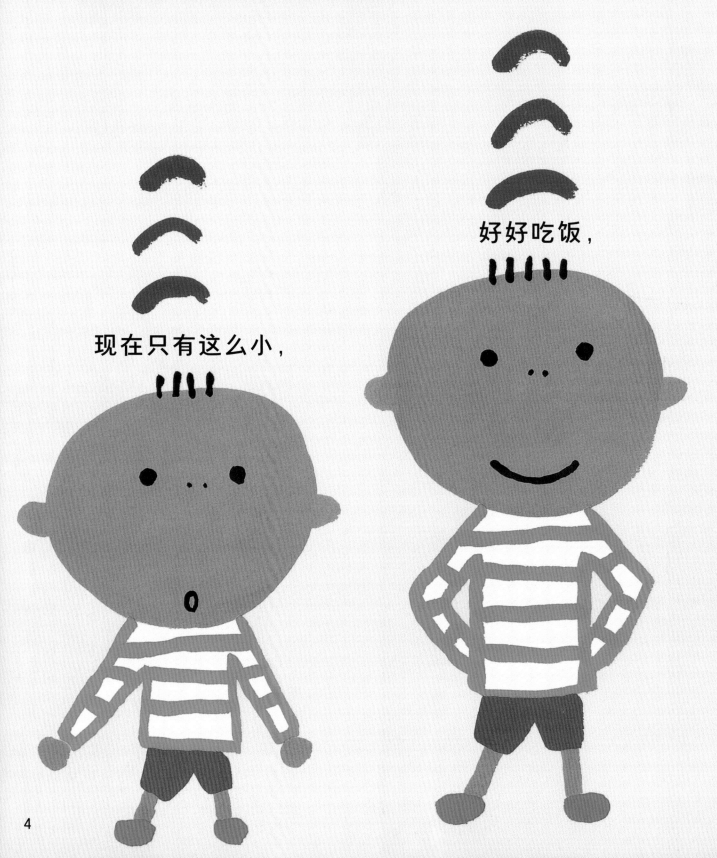

现在只有这么小，

好好吃饭，

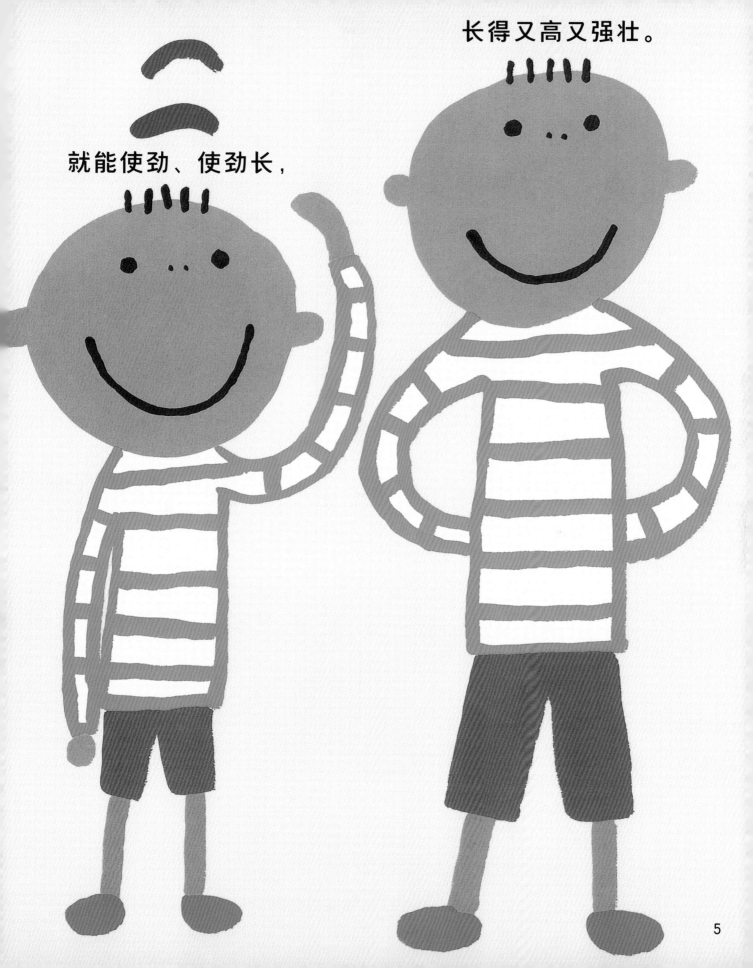

就能使劲、使劲长，

长得又高又强壮。

肚子饿就没有力气做喜欢的事。

• 爬树

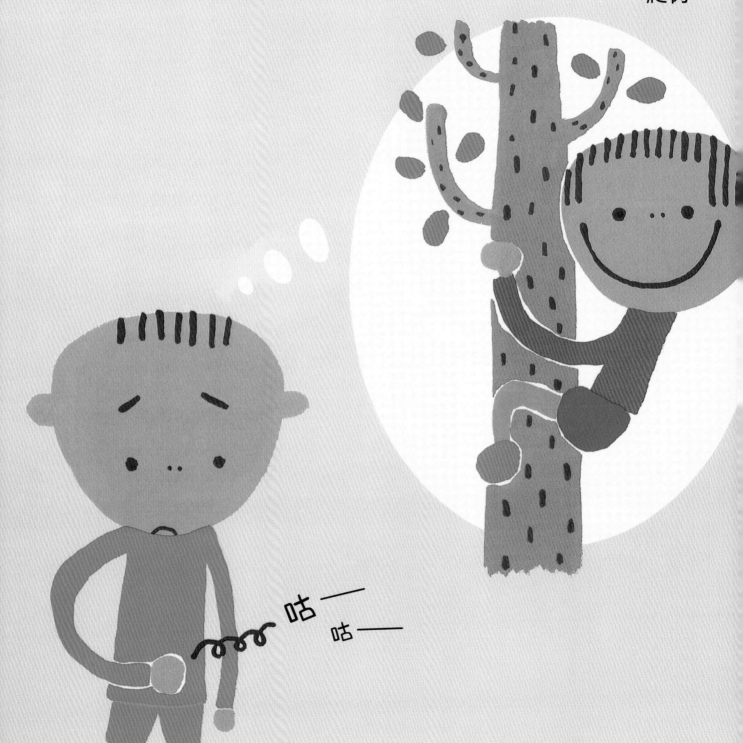

咕——
咕——

● 游泳

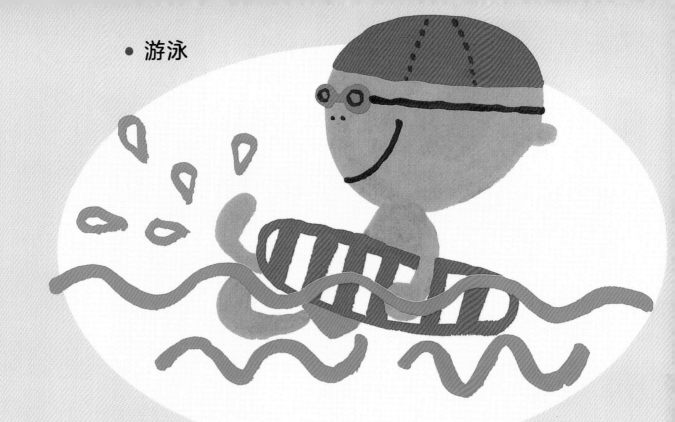

● 跑步

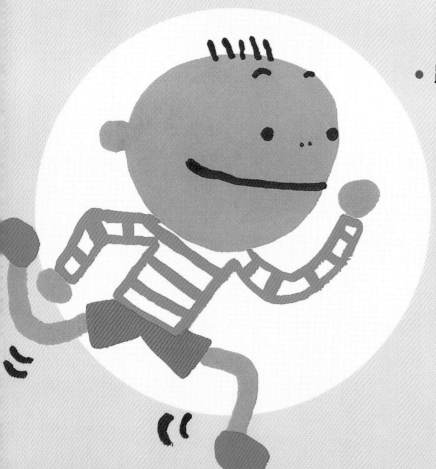

只吃零食，会有力气吗？

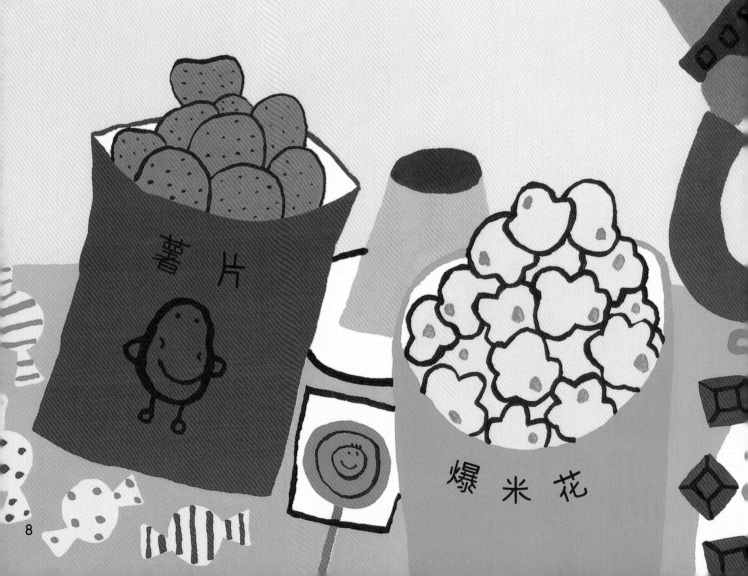

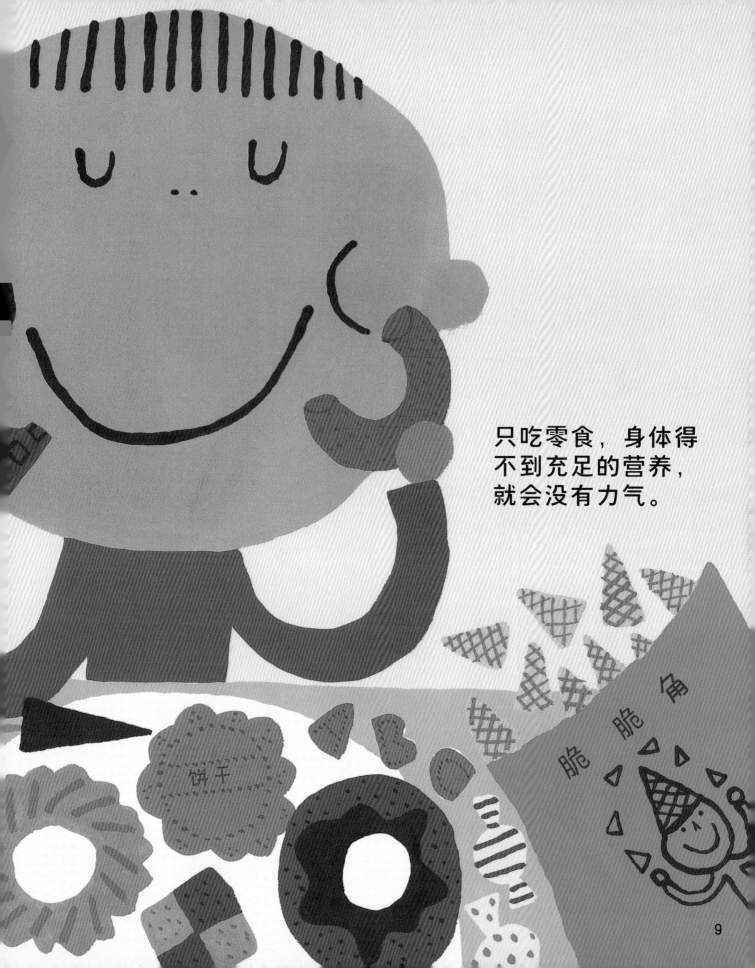

只吃零食，身体得不到充足的营养，就会没有力气。

饼干

脆脆角

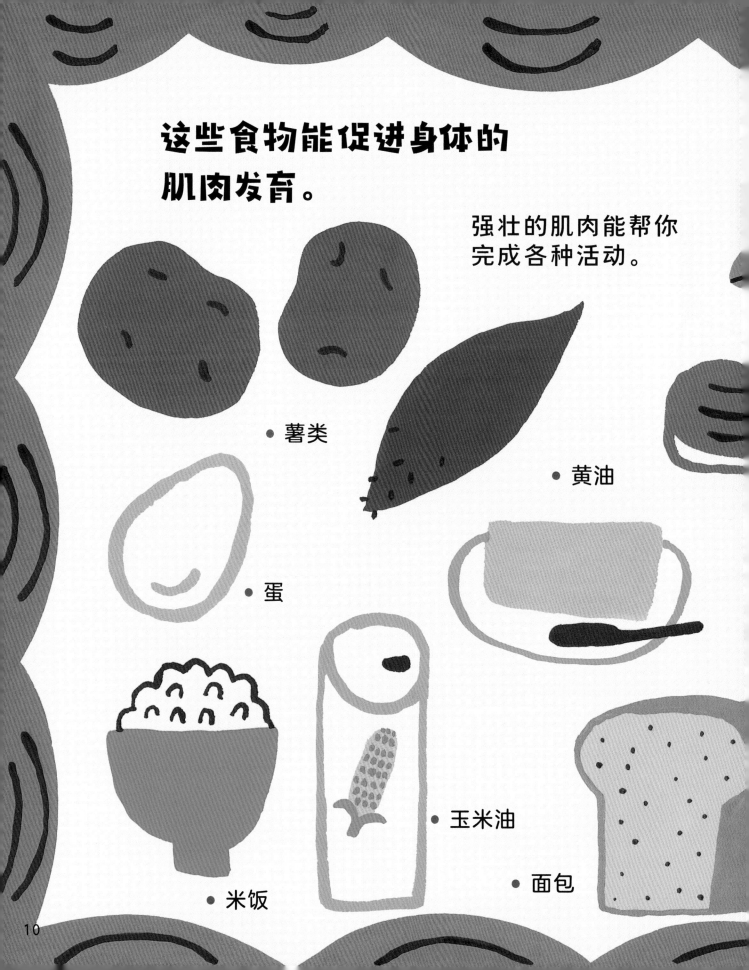

这些食物能促进身体的肌肉发育。

强壮的肌肉能帮你完成各种活动。

薯类

黄油

蛋

玉米油

米饭

面包

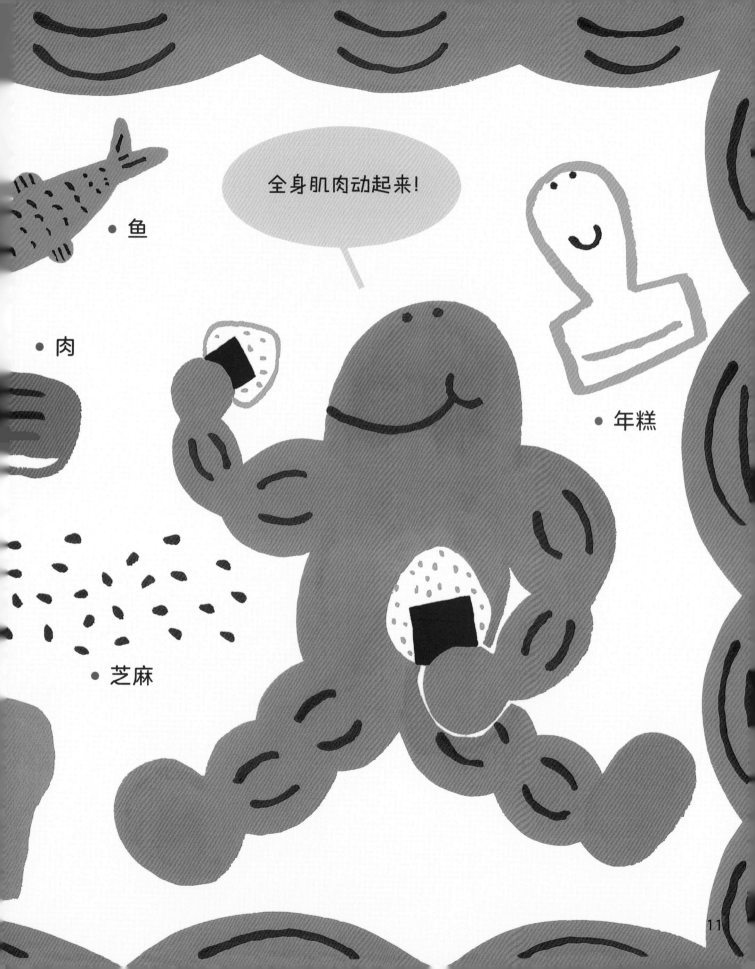

这些食物能帮助身体制造新鲜血液。

血液可以将养分输送到全身，并带走其他废物。

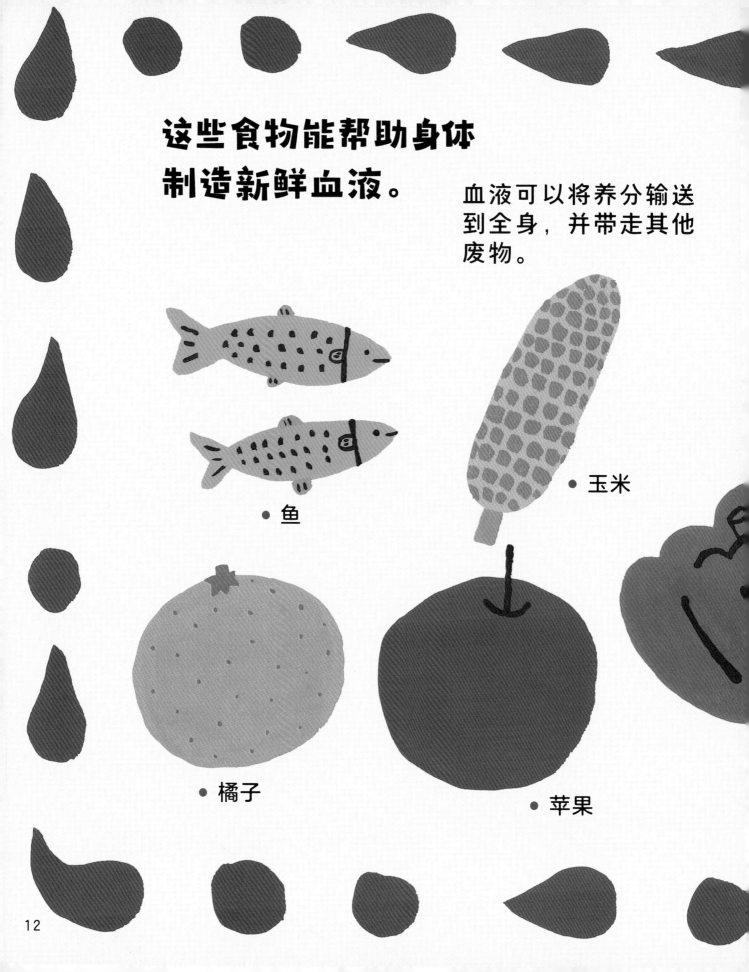

● 鱼

● 玉米

● 橘子

● 苹果

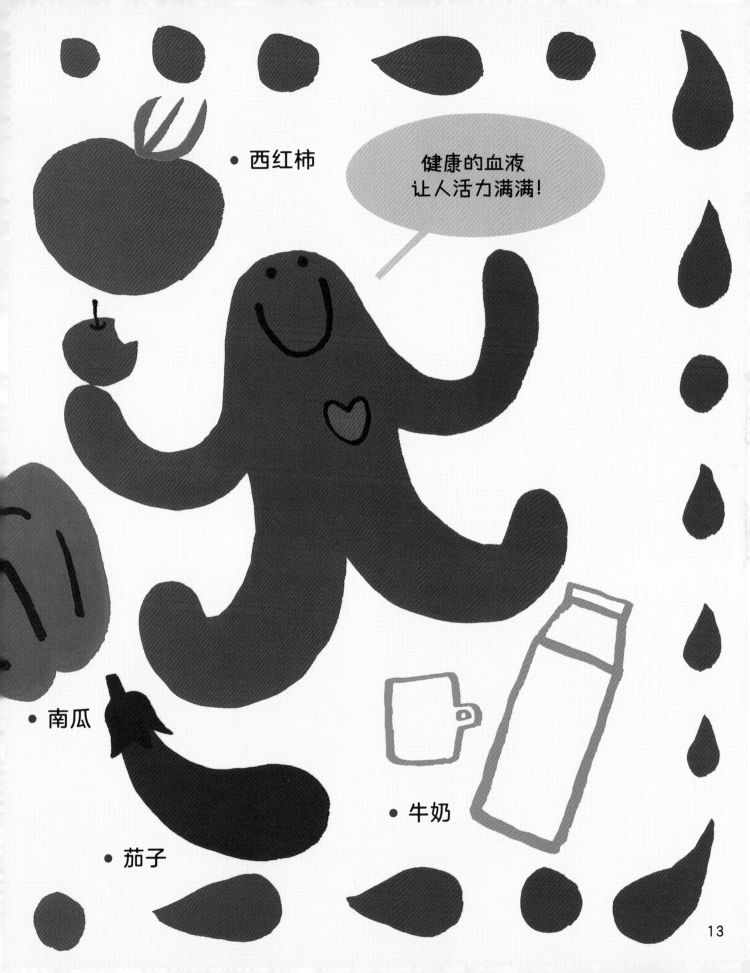

这些食物能让骨骼变得更加强壮。

我们的身体都是靠骨骼支撑的。

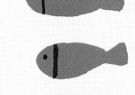

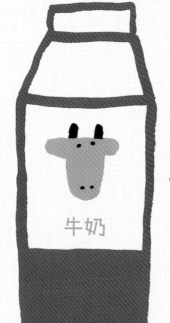

牛奶

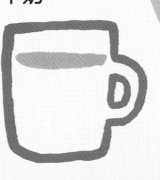

奶酪

海苔

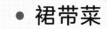

裙带菜

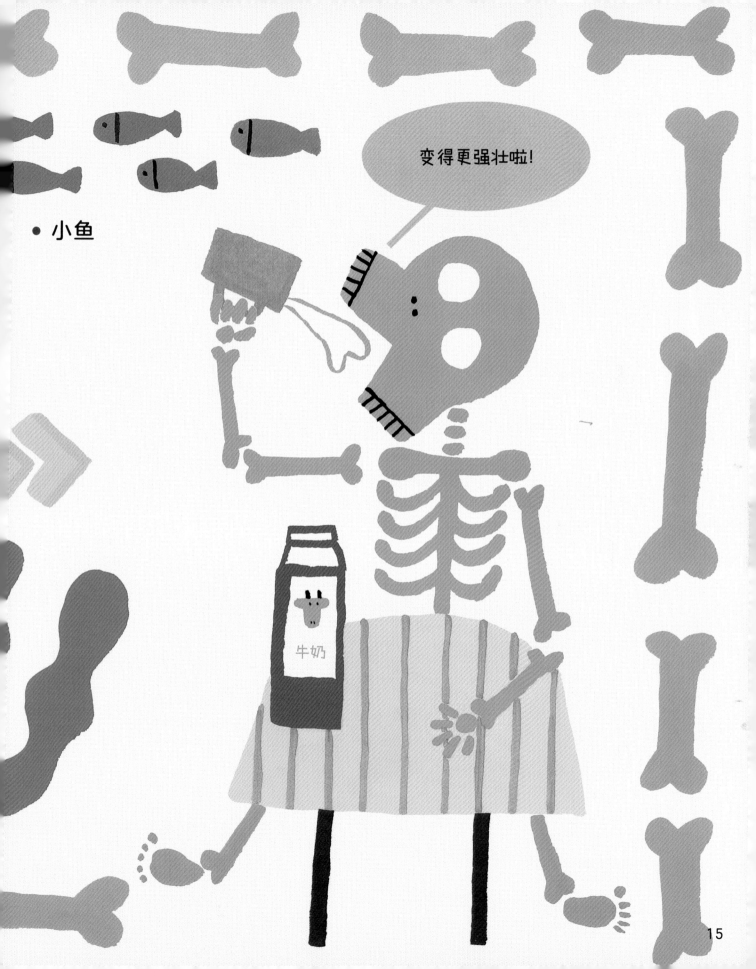

吃东西时，一定要细细嚼，慢慢咽。

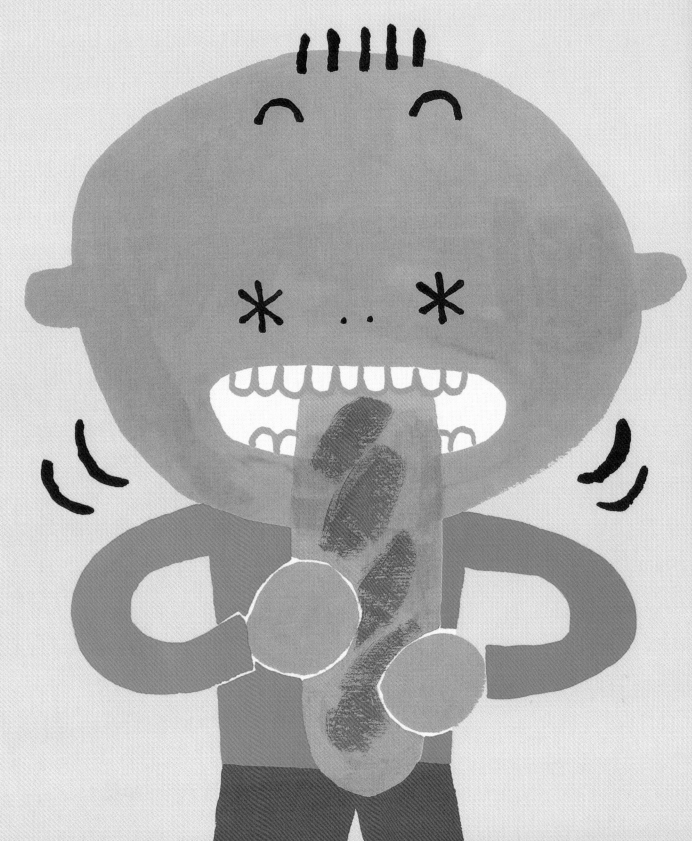

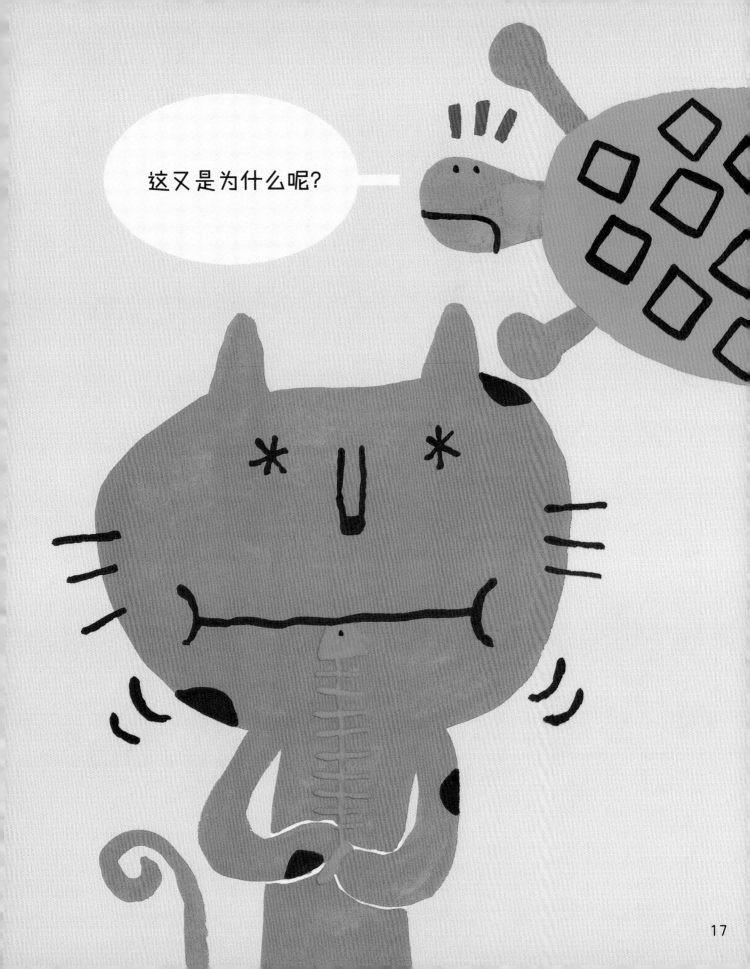

经过细细咀嚼……

食物才能又细又软，
营养更容易吸收，
胃也不会太累。

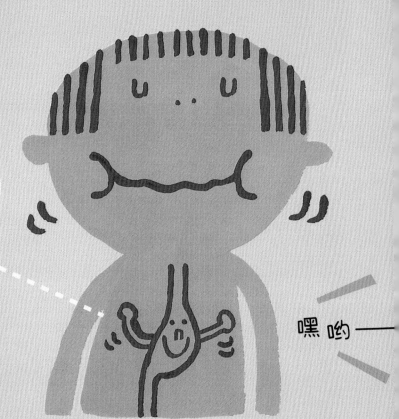

嘿哟——

像我一样，
慢——慢——嚼。

咀嚼能力
提高啦！

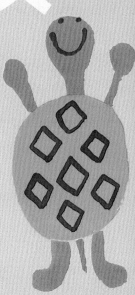

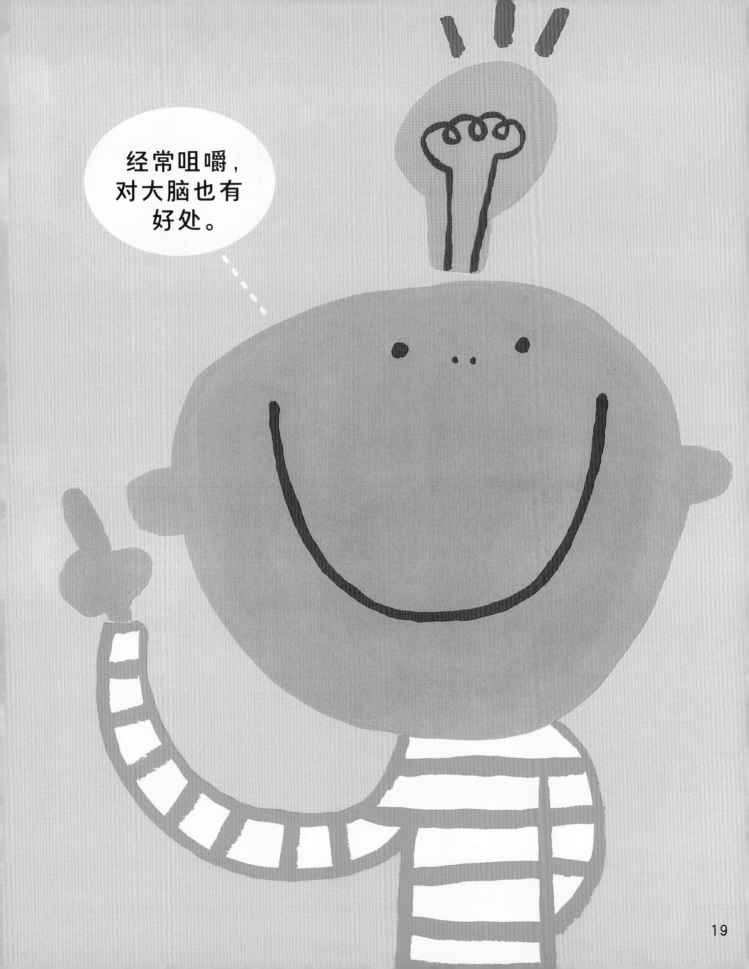

下面这些"吃法"可不能学哟。

睡觉前吃东西。

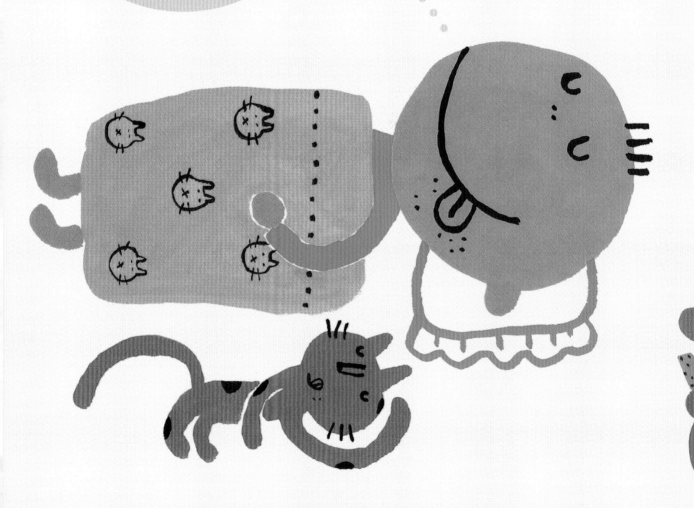

胃要加班消化食物，也会影响你的睡眠。

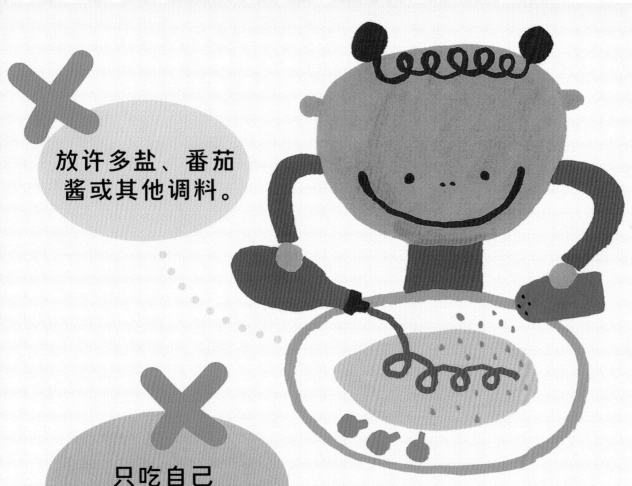

放许多盐、番茄酱或其他调料。

这样会影响血液循环，让身体变差。

只吃自己喜欢的东西。

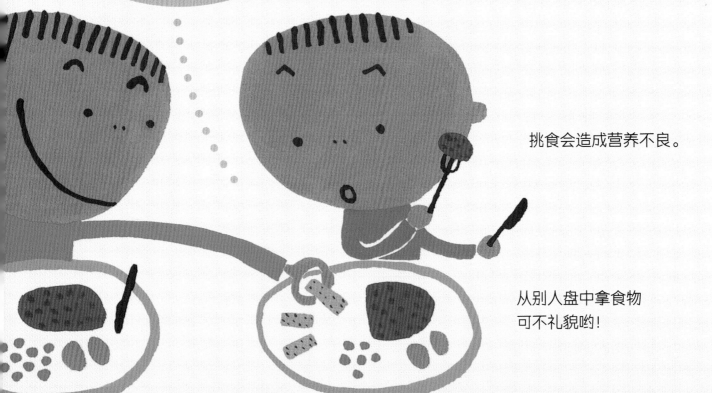

挑食会造成营养不良。

从别人盘中拿食物可不礼貌哟！

为什么一天要吃三顿饭呢？

早饭要吃好。

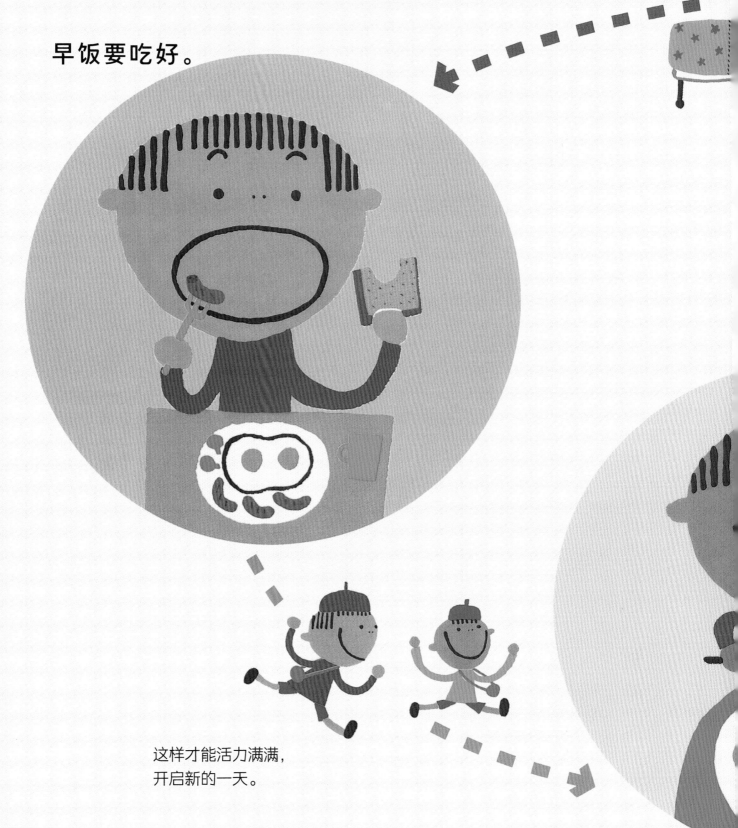

这样才能活力满满，
开启新的一天。

晚饭不能少。

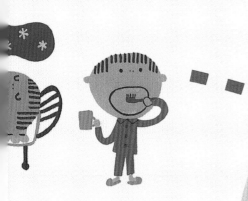

这样才能一觉睡到天亮。

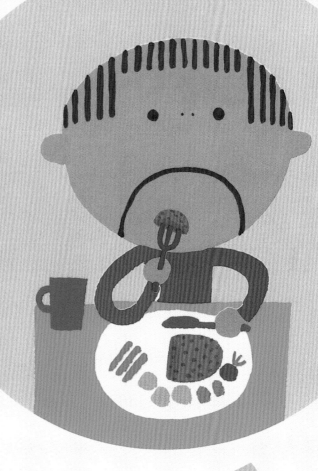

午饭要吃饱。

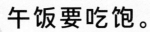

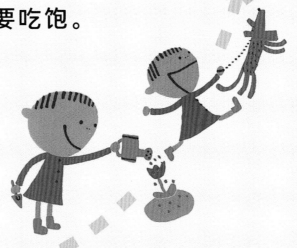

吃过午饭，又精力充沛，
度过一整个下午。

要多吃应季的蔬菜和水果。

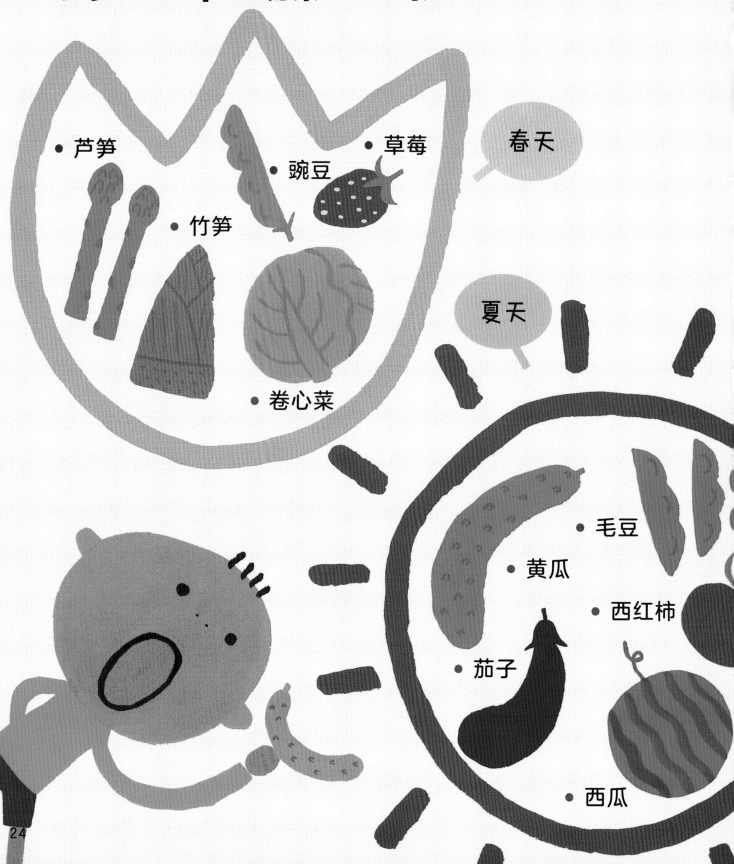

芦笋

竹笋

豌豆

草莓

春天

卷心菜

夏天

毛豆

黄瓜

西红柿

茄子

西瓜

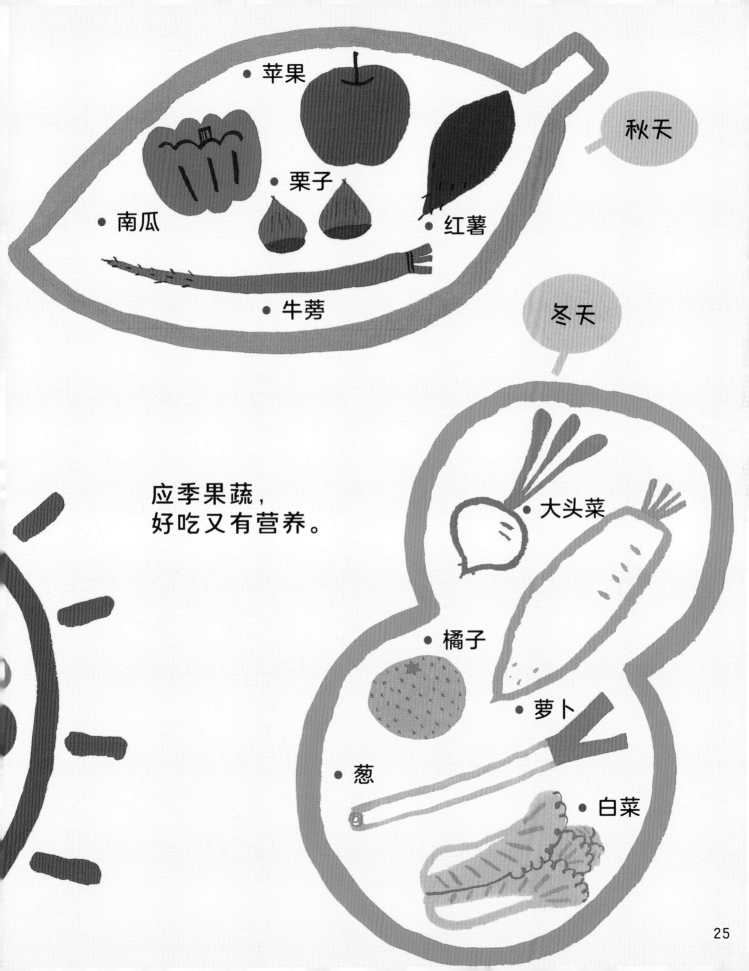

应季果蔬，
好吃又有营养。

吃饭不仅能让人长个儿，
还能让人充满活力！

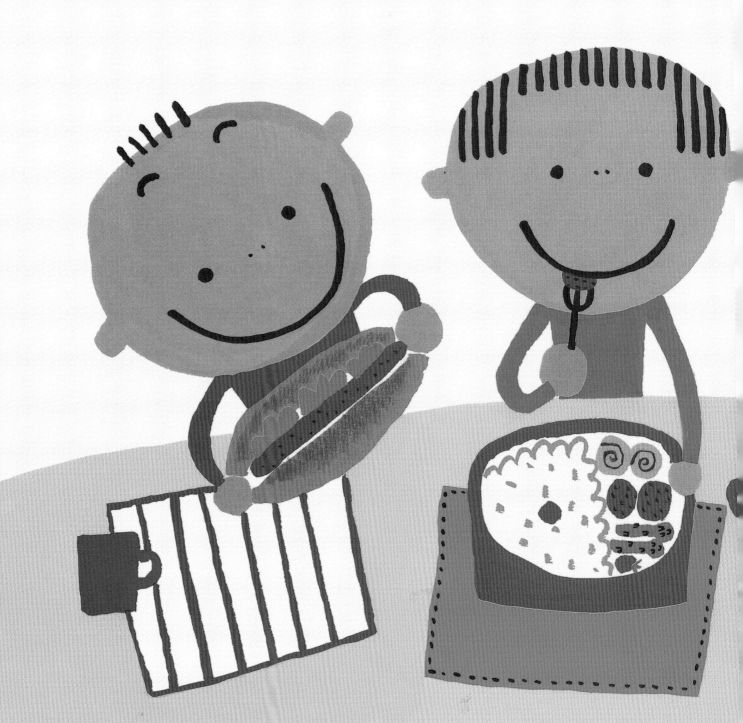

大家一起吃饭，好开心呀！

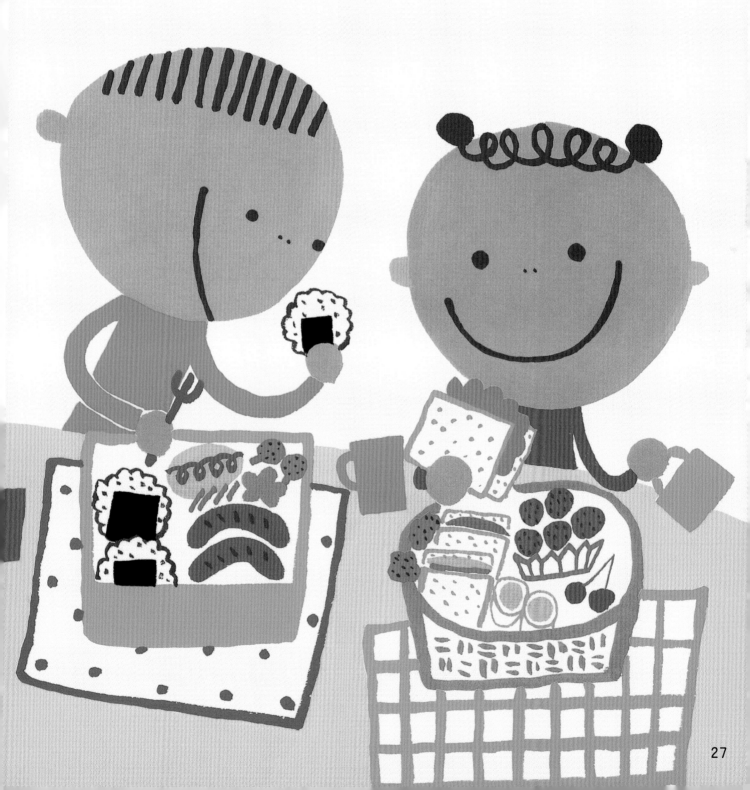

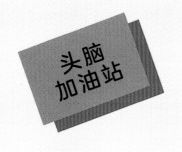

• 试试从"开饭啦"出发，
按"米饭→蔬菜→肉"的顺序前进，
一直走到"吃饱了"。
要沿直线走，不可以斜着走哟。

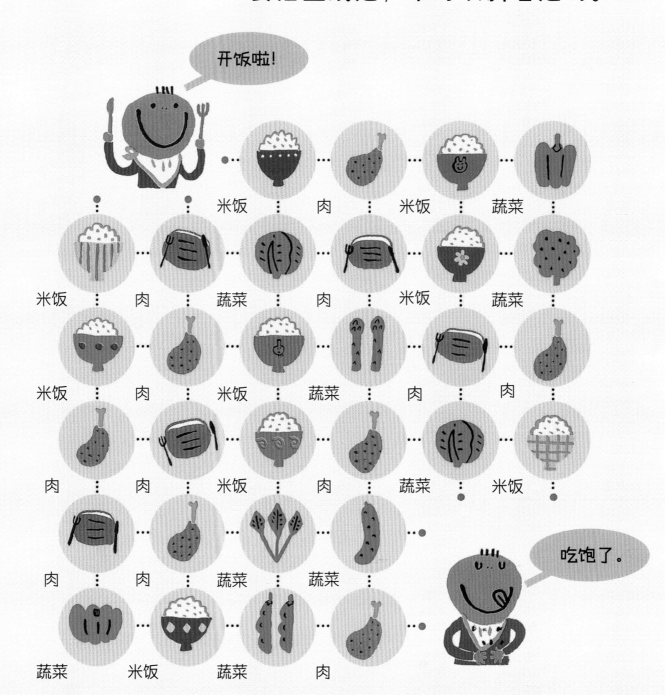